La professionnalisation des aides-soignants

De l'ombre à la lumière
Regards croisés

Collection « Ingénieries et Formations »
Collection dirigée par Jean-Noël Demol et Catherine Guillaumin

« Ce que tu verras d'abord n'existe plus, ce que tu verras ensuite n'existe pas encore. »
Ainsi s'exprimait Léonard de Vinci, il y a 500 ans. Pour lui, l'inventio était la vertu cardinale de l'ingénieur : « *deux sentiments s'éveillèrent soudain en moi : la crainte et le désir. La crainte de la caverne sombre et menaçante, le désir de voir si elle recèle quelque merveille* » (Codex Arundel f.155r°). Ainsi se donnait-il la folle ambition de comprendre du vivant, d'apprendre du vivant et de s'en inspirer afin de résoudre des problèmes concrets, en exerçant son ingéniosité.
L'exploration de la conjonction entre Ingénieries et formations est opérée par des professionnels, des enseignants ou formateurs, des chercheurs universitaires. Les auteurs de cette collection inventent leurs propositions dans l'ère du *nouvel esprit scientifique* (1905) et de l'épistémologie bachelardienne (1938).
En privilégiant un travail de recherche qualitative, ces productions s'inscrivent dans cette *théorie de l'enquête* que décrivait Dewey en 1938. La collection ouvre de nouvelles pistes d'analyse et d'interprétation dont le point de départ est toujours un doute authentique selon les mots de C. S. Peirce, une interrogation sincère sur les situations professionnelles et l'exercice du métier.

Déjà parus

Jean-Noël DEMOL (dir.), *Recherches et ingénieries originales. Réforme, formation hybride, stratégies volitionnelles, doute et expérience*, 2025.
Jean-Noël DEMOL (dir.), *De l'ombre à la lumière. Études insolites en soins et formations*, 2023.
Jean-Noël DEMOL (dir.), *Produire son savoir, Éloge de la variété en soin et formation*, 2022.
Julien DE MIRIBEL, *Expérience et professionnalisation des infirmiers en psychiatrie. Des ficelles au métier*, 2020.
Emmanuel RUSCH, Samuel RENIER, Fabienne KWOCZ et Catherine GUILLAUMIN (dir.), *Coopérer et (se) professionnaliser, Propos sur la formation des cadres de santé*, 2020

Jocelyne Labastrou

La professionnalisation des aides-soignants

De l'ombre à la lumière
Regards croisés

Préface de Joël Koch

L'Harmattan

L'initiative de cet ouvrage revient à l'invitation faite par Jean Noël Demol.

Illustration de couverture : Alice Devise

5-7, rue de l'École-Polytechnique, 75005 Paris
http://www.editions-harmattan.fr
ISBN : 978-2-336-51157-3
EAN : 9782336511573

Aux co-chercheurs, au personnel soignant...

A ceux qui œuvrent dans l'ombre...

A mes étoiles...

Auteur

Jocelyne LABASTROU exerce actuellement la fonction de cadre de santé formatrice au sein d'un Groupement de coopération sanitaire de formation en santé regroupant la formation infirmière, aide-soignante et la formation continue. Son activité est essentiellement liée à la formation des aides-soignants. Elle est titulaire d'une licence sciences de l'éducation obtenue en 2004 à l'Université de Lille 3, d'un master II « ingénierie de formation » validé en 2019 à l'Université de Lille 1. Elle accompagne les candidats à la validation des acquis pour la rédaction du livret 2 et a participé à la formation continue dans les services de soins à domicile, en établissement d'hébergement de personnes âgées dépendantes, permettant aux équipes la réactualisation de leurs connaissances. Ayant obtenu un diplôme universitaire en soins palliatifs en 2011 à Amiens, elle a animé des formations sur l'accompagnement en fin de vie. Elle a également travaillé dans le secteur sanitaire (médecine, chirurgie, service de rééducation) pendant quinze ans en qualité d'infirmière puis cadre de santé. Elle a participé à la publication de deux articles en 2015 pour la revue Soins aides-soignants.

Auteur de la préface

Joël KOCH exerce actuellement les fonctions de cadre supérieur de santé, président de la Commission de Soins Infirmiers, de rééducation et médico-techniques (CSIRMT) et coordinateur de la qualité et de la gestion des risques liés aux soins dans un établissement d'environ 600 lits et places, d'orientation essentiellement gériatrique regroupant deux activités : sanitaire, et médico-sociale. Il participe au pilotage paramédical de la filière gériatrique du Groupement Hospitalier de Territoire (GHT). Diplômé infirmier puis cadre de santé et après un cursus universitaire en psychologie à l'Université Picardie Jules Vernes, il est titulaire d'un master II « Education et Santé » de l'Université de Lille qui lui a permis de s'intéresser plus particulièrement aux missions éducatives des professionnels de santé, et d'un master II « Management sectoriel » pour lequel il a approfondi l'évolution de la filière gériatrique au sein des Groupements Hospitaliers de territoires (GHT) dans un souci permanent d'absence de rupture du parcours de prise en soins. Successivement cadre de santé dans différentes spécialités puis cadre formateur en institut de formation infirmière, aide-soignante, il continue à placer la qualité de la prise en soins des patients / résidents, la qualité de l'encadrement des agents mais aussi des étudiants en stage et la qualité de vie au travail au centre de son activité.

Sommaire

Préface

Les professions soignantes ont considérablement changé lors de ces cinquante dernières années, au regard notamment de l'évolution du contexte social général, de l'évolution des déterminants de la santé et des besoins de la population.

Être soignant aujourd'hui nécessite de s'interroger sur l'avenir, autour des axes de développement que sont la validation des acquis de l'expérience, la réforme des études universitaires.

Le processus de professionnalisation est au cœur de la réflexion de l'ensemble des acteurs de santé concernant les trois niveaux d'analyse. Le premier, individuel, concerne aujourd'hui « la formation tout au long de la vie », le « développement des compétences », ensemble de courants qui répondent à l'obligation qu'a tout individu inscrit dans une organisation de travail, de s'adapter en permanence à des techniques nouvelles, à se « professionnaliser ». Vient ensuite le niveau des activités. C'est sur la base d'analyses de situations que s'opère une « formalisation des contenus » par la mise en place de référentiels. C'est à cette phase que l'on essaie de « trier » un certain nombre d'activités partagées par des individus. Ce procédé permet aussi de légitimer les savoirs professionnels. Le troisième niveau est celui des organisations. A ce niveau, on relève une logique des organisations de légitimation et de formalisation des connaissances. On assiste alors à la construction de savoirs qui permettent le transfert de compétences. Il y a une volonté de pilotage des organisations et de donner du contenu à ce qui est fait.

Interroger la professionnalisation, à un niveau « méso », suppose un focus sur les instances de formations, puis une lecture « microscopique » qui amène à une étude sous l'angle de l'individu, en termes de « cycle de vie », de temps « biographique ».

Il est important de s'attarder sur les vécus expérientiels qui nous permettent d'étudier le processus de professionnalisation mêlé à la temporalité, dans le cadre de la profession.

L'histoire ne manque pas d'illustrations, c'est au lendemain de la Commune de Paris (1871) qu'émerge un mouvement de professionnalisation des métiers de la santé. En effet à l'époque, les soins prodigués par les femmes (garder des malades, réaliser des soins d'hygiène) étaient des savoirs transmis par voie orale qui échappaient à tout contrôle médical.

En France comme dans la plupart des pays européens l'infirmier est souvent relégué à un rôle d'exécutant d'actes médicaux et l'aide-soignant marche dans l'ombre de l'infirmière, alors qu'ils sont les plus reconnus comme étant très souvent les seuls recours de santé et que leur professionnalisation constitue donc un enjeu majeur dans la satisfaction des besoins des populations, des individus, des familles, des besoins de la communauté.

Par la formation, une standardisation des connaissances et des pratiques professionnelles incite les soignants à promouvoir les outils de leur autonomie professionnelle : par exemple le plan de soins, les transmissions soignantes deviennent des documents consultables et consultés par le médecin. Certaines décisions, auparavant du domaine médical, sont prises en concertation avec l'équipe paramédicale. La population, le médecin, savent désormais que la personne qui « vit » avec le malade est le professionnel paramédical, parfois le seul à détenir les éléments qui lui permettent d'orienter les traitements.

En raison des biais historiques que nous venons d'effleurer, l'exercice autonome des soignants est freiné, malgré toutes ces années passées à œuvrer à l'établissement des bases scientifiques et juridiques des professions.

Pour surmonter ces biais, il est nécessaire de standardiser les connaissances et les pratiques professionnelles. Ceci devrait permettre de restaurer les fondements épistémologiques de la discipline paramédicale et de corriger le stéréotype handicapant de la subordination.

En ce sens, l'un des éléments incontournables de la formation paramédicale, le stage, a fait l'objet d'une réorganisation en termes d'encadrement, cette période d'apprentissage étant considérée comme un moment majeur de la formation et de la professionnalisation des futurs soignants. Le terrain de stage positionne le stagiaire comme responsable de sa formation et l'aide à se construire sur le plan professionnel. Pilier du processus de professionnalisation, le stage permet une mobilisation progressive des compétences et l'étudiant se trouve alors en situation d'actions.

Le futur professionnel se responsabilise et s'autonomise au cours de ces différents temps d'apprentissage complémentaires que sont les approches théoriques et pratiques.

Nous pouvons étayer notre réflexion par les écrits de Caby (1999), cité par F. Danvers (2009, p.528) affirmant que « les stages étudiants ont en commun d'établir un rapprochement, un lien entre l'enseignement dominé par l'abstraction, la théorie, et la réalité de l'entreprise dans sa vie quotidienne, au contact des techniques et des hommes qu'elle emploie ».

En réhabilitant les fonctions infirmières et aides-soignantes dans leur identité professionnelle, ces fonctions renouvellent la dynamique de collaboration au sein de l'équipe de santé, restaurant la place essentielle de chacun au sein de cette équipe.

Cette dynamique de collaboration qu'apporte la professionnalisation des soins paramédicaux dans l'organisation des soins est un nouveau gage du succès des politiques nationales de santé.

Dans ce courant d'autonomisation, l'analyse des pratiques et la pratique réflexive semblent deux moyens de formation favorables. Modalité particulière de formation, l'analyse des pratiques professionnelles est utilisée depuis de nombreuses années, notamment dans le secteur du travail social et de l'éducation. C'est l'analyse des pratiques à orientation réflexive qui semble la plus adaptée à notre conception de la professionnalisation.

Elle trouve son origine dans les travaux de Schön qui estime que les professionnels, dans leur activité quotidienne, mobilisent des savoirs construits dans l'expérience des situations. En effet, les situations en pratique professionnelle sont marquées par « … la complexité, l'incertitude, l'instabilité, le particularisme et le conflit de valeurs », ce qui rend inopérants les savoirs académiques.

Partant de là, Schön (1994, p.9) a développé le concept de réflexion « dans » et « sur » l'action.

Selon Philippe Perrenoud (2001, p. 42-45), former des praticiens réflexifs, c'est-à-dire des professionnels « …capables de prendre leurs propres manières d'agir, leurs propres savoirs, leur propre habitus professionnel pour objets de réflexion… » est un travail de longue haleine.

Au vu de l'évolution de leur fonction et de l'environnement hospitalier, la capacité à prendre de la distance et à analyser leur pratique va néanmoins devenir une ressource précieuse pour les soignants. L'analyse des pratiques doit les aider à développer cette capacité et doit faire partie intégrante des nouveaux principes de formation.

Ce dispositif contribue à développer la professionnalisation, ce que précise Roche (1999) dans le sens où « professionnaliser les personnes, c'est leur permettre d'avoir prise sur leur environnement en les dotant d'une compétence complexe faite à la fois de connaissances théoriques, d'un équipement cognitif et d'un équipement socio-affectif ».

Mais pour faire corps et développer le sentiment d'appartenance, l'identité professionnelle individuelle ne suffit pas. Il faut aussi construire et développer une identité communautaire qui regroupe tout ce par quoi l'individu se définit et se reconnaît au sein d'un groupe ou d'une communauté, et tout ce par quoi il s'y sent accepté et reconnu.

Sur le plan professionnel, l'aide-soignante aujourd'hui ose revendiquer seule ou en équipe. Elle développe le soin relationnel et accorde, plus que le médecin, centré sur la gestion de la maladie, de l'attention à la personne soignée.

Les aides-soignants d'aujourd'hui et de demain qui contribuent à construire le travail identitaire de leur profession doivent veiller à ne pas se laisser déborder par la tendance à la normalisation des pratiques qui peut conduire à une banalisation des tâches, source d'un éloignement potentiel de l'humanité des protagonistes, patients comme soignants.

« Mettre plus de soin dans les soins » (Hesbeen,W. 2004) pourrait être une préoccupation partagée des différents acteurs.

Toute réflexion sur l'action de former implique nécessairement de s'interroger sur une situation de type triangulaire où on retrouve le formé, la formation et le formateur. L'action du formateur peut être déclinée de façons différentes mais nous nous intéressons ici plus particulièrement à la notion de tutorat puisqu'elle semble la plus appropriée à la pratique réflexive.

Cette fonction ne peut être évoquée que si l'on parle du contexte dans lequel elle se situe. Par exemple, le cadre de santé formateur peut être tuteur lors d'un stage, lors d'un travail de recherche ou encore au niveau d'un suivi pédagogique.

Sommairement, cette fonction est singulière à travers l'objectif qui est d'individualiser la formation. Elle se situe dans le champ de la pédagogie dite « différenciée ».

Cette approche tient compte de la spécificité de l'apprenant mais aussi de celle du formateur, la manière d'être, la mise en relation comptant tout autant que la maîtrise d'une technique ou d'un corpus de connaissances en amont. Le principe du tutorat rappelle beaucoup celui du préceptorat, celui de l'accompagnant, de la référence.

Être le tuteur de quelqu'un ne signifie pas être à côté, comme le tuteur d'une plante qui va lui permettre de croître mais dans une seule direction. C'est de façon plus spécifique, dans le cadre d'une relation pédagogique, différencier et individualiser, mobiliser des méthodes pédagogiques qui vont permettre à l'étudiant de se positionner de deux façons différentes, par rapport et vis-à-vis de son apprentissage.

La première position est celle où étudiant et formateur pensent que l'étudiant peut atteindre un résultat, mais aussi et surtout qu'il a compris comment il allait l'atteindre. L'aide du tuteur pour ce faire sera fractionnée, par étapes, sous la forme d'un parcours fléché, initiatique...

Dans la deuxième position, le formateur tuteur doit permettre à l'étudiant d'être capable de découvrir, voire de créer ses propres modèles de pensée, de pouvoir les structurer dans un ensemble cohérent. Il doit pouvoir acquérir de lui-même des connaissances, sans que le contenu ne lui soit systématiquement délivré par l'enseignant. Pour qu'il acquière ces capacités, il faudra s'ajuster à lui et non lui demander de s'ajuster à un modèle préexistant, comme celui de l'enseignant.

Le fait de dire du formateur tuteur qu'il doit « permettre à l'étudiant d'apprendre à apprendre » semble synthétique, voire schématique, mais on peut estimer que c'est dans cette dimension qu'il va se situer.

Cela va le conduire à faire un certain nombre de choix techniques. De façon pragmatique, le tuteur va pouvoir être plus aidant en se positionnant dans le cadre des méthodes interrogatives et dans celui de la non-directivité.

Les méthodes interrogatives se situent dans le domaine du questionnement : il s'agit de faire découvrir par l'étudiant, sous cette forme, un résultat mais aussi ce qui lui a permis de l'atteindre. Elles reposent sur le fait que l'étudiant doit participer à son apprentissage et que pour cela son intérêt doit être interpellé. Sa motivation à se former s'en trouve renforcée. Elles reposent aussi sur l'idée que l'on apprend mieux ce que l'on a compris. La mise en œuvre de ces méthodes suppose quelques règles à respecter.

Ainsi, une série de questions doit être mobilisée compte tenu du résultat recherché. Ces questions sont graduées en fonction de l'évolution de l'étudiant sur le chemin de la découverte et de la construction du résultat.

Rappelons que l'on n'est pas dans le cadre de la démonstration et qu'il ne s'agit pas de « faire à la place » ni d'imposer un modèle de pensée.

Il faut, avec habileté et de façon appropriée « conduire à … » et surtout ne pas hâtivement donner les solutions. Il s'agit d'accompagner une démarche de recherche et d'en être le guide.

Cela présuppose que le formateur ait un entraînement, de l'expérience et une bonne connaissance de l'autre et de ses réactions, ainsi que des objectifs à atteindre.

On ne peut procéder de cette façon que si l'étudiant possède déjà des éléments de connaissance de départ (s'il ne les a pas, il faut les lui donner) en termes de connaissances empiriques ou théoriques, « socle structurant » indispensable.

La clef de l'utilisation de ce type de méthode interrogative est le feedback constant, tant au niveau du formé que du formateur. Cela permet de cerner ce que l'apprenant a compris, d'améliorer la capacité de raisonnement, d'encourager la motivation de l'étudiant, ouvrant, dans le cadre d'une relation interpersonnelle et interactive, vers l'assurance ou la réassurance de l'étudiant.

Cela exige de l'enseignant une maîtrise de soi, un travail préparatoire important, plus de temps et une connaissance plus précise de l'étudiant.

Cette relation enseignant / enseigné, dans le cadre de la fonction tutorale, s'assure dans la non-directivité et dans la directivité.

Le principe de directivité n'est ni de l'autoritarisme, ni une attitude d'influence qui consisterait en ce que le formateur conduise au seul résultat qu'il souhaite par le biais de la manipulation. C'est le fait que se mette en place une attitude d'enquête, par une mise en situation de questionnement actif.

Comment ne pas percevoir nombre de transférabilités en ce schéma, applicable à tant de situations formations, tutorats, managements ?

Le principe de non-directivité dans cette relation réside en l'attitude permanente de compréhension et dans le fait de ne pas rester figé dans un schéma pré-déterminé. Il s'agit aussi d'être soi-même, authentique, dans une relation réciproque en opposition à une relation parfois artificielle de dominant au dominé. Il s'agit pour le formateur d'adopter une réelle position d'écoute qui l'installera dans une certaine congruence. Il est nécessaire pour cela de respecter l'autre, sans parler de neutralité bienveillante, mais en montrant à l'autre qu'il compte réellement, qu'il est considéré comme un individu singulier.

La fonction tutorale dans laquelle s'inscrivent les cadres de santé formateurs en instituts de formation en soins infirmiers (IFSI), en institut de formation en soins aide-soignant (IFAS) et les professionnels de terrain, en lien avec la posture réflexive, est une relation pédagogique qu'il convient de maîtriser car elle est finalisée : il ne s'agit pas de passer d'une relation de dépendance au savoir à une relation de dépendance au tuteur.

Trouver un équilibre et un juste milieu fait partie de la pratique de tutorat et ne correspond à aucune recette qui serait à appliquer telle quelle.

C'est une méthode pédagogique qui prend du temps et qui n'est pas toujours mobilisable. Certains, dans certaines circonstances, pensent que l'on est à la limite entre la pédagogie et la prise en charge psychologique.

La réassurance, la dédramatisation, la distanciation sont des éléments à prendre en compte.

Une relation pédagogique de ce style, afin qu'elle soit efficace et maîtrisée, doit reposer sur un contrat de départ clair. Il faut être vigilent à ce qu'une relation duelle ne s'installe pas et ne pas hésiter à l'inscrire dans un travail d'équipe intégrant un processus de régulation mis en place par le maître de stage, cadre de santé par exemple.

Les différentes approches de la compétence montrent qu'elle est, à la fois, liée à l'activité de travail par laquelle elle se manifeste, qu'elle est finalisée sur des objectifs, qu'elle se construit en situation de travail, notamment grâce à l'autonomie et qu'elle combine différents types de savoirs, mais aussi des ressources de l'environnement de travail.

Néanmoins, une personne ne peut vraiment être reconnue comme compétente que si elle est capable, non seulement de réussir une action, mais aussi de comprendre pourquoi et comment elle s'y prend pour agir. En connaissant ses propres ressources et ses limites, le professionnel assure la confiance qu'il a en lui-même et peut mieux apprécier ce qu'il est capable de faire et de ne pas faire. Être compétent, c'est donc aussi pouvoir analyser et expliquer sa façon d'agir. La compétence ne se définit plus comme la simple mise en œuvre de savoirs, savoir-faire, savoir être mais comme une aptitude à s'adapter aux exigences nouvelles.

Au regard de ces concepts, comment faire unir les compétences individuelles au service d'une équipe de soin ?

Comment fédérer les compétences de chacun pour offrir une qualité de prise en charge optimale aux malades ?

En quoi les éléments constitutifs de la compétence individuelle d'une infirmière, d'une aide-soignante, peuvent-ils être mis au service des autres pour constituer une compétence collective, essentielle dans la prise en charge des patients dans leur parcours de soins ?

Il s'agit là d'aborder la compétence collective qui repose sur le souhait et les capacités des différents acteurs de travailler ensemble de façon dynamique.

Selon Le Boterf (2017) « on peut de moins en moins être compétent tout seul, en étant isolé : pour agir avec compétence, une personne devra de plus en plus combiner et mobiliser non seulement ses propres ressources (connaissances, savoir-faire, raisonnements, expérience, ressources émotionnelles, comportements…) mais également des ressources de son environnement (réseaux professionnels, experts…). On est compétent en sachant et en pouvant utiliser les connaissances ou compétences des autres ».

Ainsi pour que les compétences individuelles s'agrègent pour déboucher sur des collectifs performants, cela implique la collaboration de plusieurs soignants sur un sujet commun et la juxtaposition de leurs conclusions pour l'obtention d'un résultat final. Les compétences ainsi mises bout à bout, fournissent un collectif et s'inscrivent dans une addition des savoirs qui représente une richesse. La compétence collective suppose donc un dialogue et l'échange de connaissances, d'analyses, de méthodes. Par ce fait, elle suppose qu'il y ait des interactions propices et un enrichissement mutuel pour chacun.

En résumé, agir avec compétence suppose de savoir interagir avec autrui. Sans cette possibilité de référence collective, le professionnel est renvoyé à sa solitude et aux risques qu'elle entraîne sur les initiatives qu'il prendra.

L'émergence du concept de « compétences collectives » est issue des ressources d'une équipe de travail, composées d'interactions entre l'individuel, le collectif et le changement dans les organisations. Ainsi, le travail ne repose plus sur une prescription de tâches, mais sur d'autres capacités générées par les situations de travail. Les transformations affectant l'organisation ont pour effet de remettre en cause les habitudes de travail et une routine confortable.

L'accroissement des savoirs scientifiques a permis l'apparition d'une multitude de disciplines. Le domaine de la santé est un témoin privilégié de cette évolution, où parfois au sein d'une même équipe, peuvent cohabiter des infirmiers, aides-soignants, éducateurs, médecins, psychomotriciens, kinésithérapeutes, ergothérapeutes…

Or, si à chaque fois nous observons des situations identiques, nous ne voyons pas toujours les choses de la même façon. Chaque métier dans sa facette de culture professionnelle apporte son lot de visions différentes, et le système de valeurs individuelles et collectives influence les représentations de chacun. Cela montre que, le soin prend des formes variées, et surtout que le travail d'équipe est une notion fondamentale, riche et précieuse.

Entre processus de professionnalisation et développement des compétences nous avons pu amorcer une réflexion sur la notion de tutorat et sur la posture réflexive suscitée. Je souhaite terminer ce propos par un focus sur l'écriture professionnelle, outil de réflexion « sur » et « à distance de » l'action grâce à la théorie explorée par Champy-Remoussenard (2006). En effet, dans son article, intitulé « L'écriture sur l'activité professionnelle : conditions de production et impact sur la construction des compétences », elle nous fournit les « conditions de production d'un écrit sur le travail réel ». Dans ce dispositif, l'objectif de la production de textes est « d'accéder à » et d'échanger autour de l'expérience du travail réel.

Certaines conditions rendent possible ce travail d'écriture et les échanges oraux qui l'accompagnent

Essentielles dans ce processus de déclenchement, les consignes d'écriture ou déclencheurs sont de courtes phrases qui ont pour fonction d'entraîner vers l'écriture et favorisent l'accès aux aspects souvent occultés du travail (tantôt les régularités tantôt les imprévus et les petits incidents). Les débuts de phrase type peuvent être « vous aviez tout préparé pour votre soin etc.. ».

Les déclencheurs rendent possible une écriture *vive*, spontanée et du premier jet, ouvrant une réflexion sur l'écart entre le travail prescrit et le travail réel, motif fréquent de désaccords et de conflits entre les acteurs qui ont un rôle de prescripteur et ceux qui sont supposés « exécuter » le travail, entre l'infirmier, l'aide-soignant en situation de soins et le médecin voire l'institution.

Joël Koch

Introduction

Elles existent en France depuis 70 ans. Elles sont 400 000 aujourd'hui si proches des patients, si indispensables dans leur prise en soins et pourtant souvent dans l'ombre de l'infirmière, parfois même invisibles au sein de certaines équipes. Qui suis-je ?

Il s'agit de l'aide-soignante !

En effet, le métier d'aide-soignant semble être peu reconnu, se résumant pour beaucoup à la réalisation des soins d'hygiène et de confort. Un écart existe souvent entre ce qui est préconisé dans le programme de formation et le travail réellement réalisé. Dans le langage courant le terme métier peut se décliner en fonction de l'activité exercée. Ce qui caractérise un métier c'est avant tout un ensemble de savoirs, de règles à respecter, une identité permettant à l'individu de se définir socialement.

Cet ouvrage émane d'un travail de recherche rédigé lors de la réalisation d'un master II « ingénierie de formation ». La thématique du mémoire était l'évolution du métier aide-soignant et la reconnaissance de leurs compétences au regard de la réingénierie de formation commencée en 2015.

Dans les deux premiers chapitres nous aborderons le contexte professionnel et situationnel, point de départ de ce travail. Pour comprendre l'évolution du métier aide-soignant il est important d'appréhender l'histoire de ce métier. En France le point de départ est 1949, le titre d'aide-soignant est créé par l'administration hospitalière, afin de permettre la gestion d'une pénurie d'infirmières. L'histoire du métier aide-soignant recoupe celui des infirmiers avant de s'en détacher. Le programme de formation a évolué au fil du temps, donnant des qualifications différentes, certificat d'aptitude, diplôme professionnel, diplôme d'état. L'évolution du programme de formation devait permettre une reconnaissance des compétences aides-soignantes.

Il faut attendre l'arrêté du 22 octobre 2005 relatif au diplôme aide-soignant pour avoir une définition du métier aide-soignant. Pourtant, les aides-soignants sont toujours en demande de reconnaissance de la spécificité de leur métier.

Après avoir réalisé une enquête exploratoire auprès d'aides-soignants travaillant dans divers secteurs d'activités, l'analyse montre que malgré l'évolution des programmes de formation les compétences aides-soignantes ne sont pas mises en valeur avec parfois une représentation négative de leur travail. Considéré comme un travail ingrat, comme un personnel invisible, « les petites mains de l'infirmière ».

L'aide-soignant diplômé en fonction des différents parcours travaille toujours plus ou moins dans l'ombre de l'infirmière.

La professionnalisation inclut le développement des compétences, l'identité professionnelle et la reconnaissance.

Cette enquête exploratoire a permis de mettre en évidence certaines pistes de réflexions et faire émerger la question suivante :

Comment accompagner les aides-soignants dans le processus de professionnalisation ?

Ce travail de recherche m'a permis d'étudier différents concepts et de mettre en évidence des éléments importants pour l'avancée de ce travail. Du métier considéré comme invisible à la professionnalisation, un grand pas reste à franchir. La professionnalisation a toujours une dimension collective. On ne peut parler de professionnalisation sans évoquer la reconnaissance notamment celle des compétences.

Les compétences de l'aide-soignant évoluent et s'inscrivent dans le cadre d'une approche globale de la personne soignée. Elles sont définies au regard des textes réglementaires mais ils n'ont pas de décret de compétences. Contrairement à l'infirmière, l'aide-soignant n'a pas de rôle propre, il exerce sous la responsabilité de celle-ci.

L'identité professionnelle évolue en fonction de chacun et en fonction de sa relation avec les autres personnes. La reconnaissance est un pilier de cette construction identitaire. Or la reconnaissance de l'aide-soignant n'est pas forcément présente. L'étude conceptuelle a permis de mettre en évidence que la reconnaissance des compétences est primordiale dans la construction identitaire. Le tutorat permettrait une professionnalisation dans une formation en alternance. Cette réflexion a fait émerger la question de recherche suivante :

En quoi le tutorat peut-il favoriser la construction de l'identité professionnelle **?**

Le troisième chapitre est le cœur de ce travail de recherche. Dans ce chapitre je vous emmènerai à la rencontre des aides-soignants et infirmières dans différents établissements. Je me suis entretenue avec 26 professionnels de santé, 17 aides-soignants et 9 infirmières. Au regard de la diversité des diplômes et des programmes de formation je souhaitais réaliser un travail cohérent.

La méthodologie de recherche que j'ai choisie est la théorie ancrée. J'ai déjà appliqué cette méthodologie lors de ma formation cadre de santé.

Il m'a semblé intéressant de reprendre cette méthodologie qui demande beaucoup d'investissement certes, apportant le doute parfois mais méthodologie si intéressante !

La théorie ancrée est une méthode inductive. En 1990 Strauss et Corbin ont défini l'approche de la théorisation ancrée comme une méthode de recherche qualitative. Cette méthode utilise une série de procédures qui vise à développer une théorie s'inscrivant dans un processus inductif. Le but de la théorie ancrée est de générer une théorie à partir de données recueillies. Il est important au préalable de ne pas débuter la recherche avec des idées préconçues. L'objectif de cette méthode est de théoriser, à partir d'éléments collectés auprès de personnes ayant une compétence pertinente. Cette méthodologie de recherche nécessite l'utilisation de la méthode qualitative.

Selon Mucchielli (2016), l'expression recherche qualitative désigne toute recherche empirique en sciences humaines et sociales répondant à cinq caractéristiques. Tout d'abord la recherche est conçue en grande partie dans une optique compréhensive. La recherche aborde son objet d'étude de manière ouverte et large.

Cette recherche inclut une cueillette de données au moyen de méthodes qualitatives, c'est-à-dire des méthodes n'impliquant, à la saisie, aucune quantification, voire aucun traitement.

La recherche donne lieu à une analyse qualitative des données où les mots sont analysés directement par l'entremise d'autres mots, sans qu'il y ait passage par une opération numérique. La cinquième caractéristique met en évidence que la recherche débouche sur un récit ou une théorie.

Le principe de la théorie ancrée est centré sur la personne, elle correspond donc au sens que l'on va attribuer à notre recherche. La personne interviewée est considérée comme co-chercheur. Cette personne joue un rôle actif. Le co-chercheur est considéré comme un co-auteur et non comme un objet de recherche. Une attitude empathique est demandée au chercheur pendant les entretiens. Une attitude compréhensive est essentiellement porteuse de reconnaissance de la valeur de l'autre. Le choix d'une attitude non directive lors de l'entretien, d'une attitude empathique et compréhensive sont des valeurs que nous allons privilégier. La démarche inductive de la théorie permet de donner la parole aux acteurs de terrains, ceux-ci validant eux-mêmes l'analyse des chercheurs. Cette spécificité donne un sens à l'objet de notre recherche.

Au regard de ce travail de recherche, j'ai rencontré les tuteurs ou les encadrants aides-soignants des élèves ainsi que des infirmières afin de savoir si elles interviennent dans le processus de professionnalisation.

J'ai réalisé les entretiens dans plusieurs établissements afin d'enrichir le recueil de données et d'avoir une diversité au niveau des activités de soins.

La population est donc composée d'aides-soignants (tuteur de stage) et d'infirmières (participant à l'encadrement) exerçant dans des services de médecine, de chirurgie, de rééducation, de soins de suite, et d'établissements d'hébergement pour personnes âgées. Les professionnels rencontrés sont tous volontaires. J'ai réalisé 26 entretiens ce qui constitue un corpus assez important. J'ai fait le choix de rencontrer trois aides-soignants ayant obtenu leur diplôme à la suite de l'arrêt de leur formation en soins infirmiers après validation de la première année. Les entretiens réalisés auprès des 26 co-chercheurs sont libres et non directifs. J'ai amorcé l'entretien en posant une question large et ouverte.

Pourriez-vous me parler du métier de l'aide-soignant de la formation aide-soignante et de sa fonction dans une équipe de soins **?**

Pendant la réalisation de l'entretien, le chercheur adopte une attitude empathique non jugeante. Des attitudes d'influence doivent être évitées. Les unités catégorielles ne seront pas préétablies, mais elles seront déterminées par les mots et les idées clefs de la personne interviewée.

Puis vient le moment important de la recherche, l'analyse. Tout d'abord individuelle cette première étape consiste au déchiffrement structurel de chaque entretien. J'ai également analysé le discours, à savoir le ton, le débit de parole. La pratique d'entretiens non directif rend sensible à « une parole de type canevas », des thèmes apparaissent puis réapparaissent un peu plus loin. La seconde étape sera de classifier par unité catégorielle grâce aux mots clefs et idées clefs. La dernière étape consiste à en dégager le sens. J'ai ensuite réalisé une analyse transversale. Cette analyse consiste à regrouper l'ensemble des analyses individuelles et d'en dégager un sens général. Cette démarche permettra de théoriser.

Chaque analyse individuelle devra être validée par le co-chercheur. J'ai adressé par courrier l'analyse de l'entretien.

Le co-chercheur devra valider le contenu ou nous signaler les modifications à apporter.

De ce fait je me suis engagée à apporter toutes modifications nécessaires. Après un éventuel changement le co-chercheur validera à nouveau le contenu.

J'ai trouvé important de garder dans cet ouvrage les propos tenus par les 26 co-chercheurs, entretiens très riches et authentiques.

Dernière étape de la théorie ancrée, la théorisation. L'analyse a fait émerger deux nouvelles thématiques, les représentations et l'analyse de pratique. Lors de la théorisation nous devons avoir à l'esprit que la théorisation n'est jamais achevée.

Chaque démarche a permis de conceptualiser les données empiriques et de mettre en évidence deux autres concepts, la représentation et l'analyse de pratique.

Enfin la partie pragmatique de cet ouvrage, correspondant à l'ingénierie de formation, démarche qui permet de proposer une action de formation. Après une étude du concept d'ingénierie de formation nous proposerons la mise en place d'un projet afin d'accompagner les aides-soignants dans leur fonction de tuteur.

Nous conclurons ce chapitre par l'arrivée tant attendue du nouveau référentiel du 10 juin 2021. Nous aborderons les grands changements, les nouvelles compétences en particulier la compétence 7 : informer et former les pairs, les personnes en formation et les autres professionnels.

CHAPITRE 1
L'aide-soignant d'hier à aujourd'hui

Genèse du travail de recherche, ce chapitre permet de voyager dans le temps afin de comprendre le métier d'aide-soignant et son évolution. Cette étude permettra de mettre en évidence les différents contextes.

1. D'hier à aujourd'hui quels sont les changements ? Un contexte historique.

Les Aides-Soignants d'hier

Selon le dictionnaire de la langue française (1996, p.47), le mot « aide » est une « personne qui aide une autre personne dans une opération et travaille sous ses ordres ». L'aide-soignant est défini comme une personne aidant les infirmiers et les infirmières à donner des soins aux malades.

Après-guerre les aides- soignants étaient considérés comme une catégorie de reclassement du personnel non qualifié. Le grade aide- soignant est apparu dans la fonction publique en 1949, conséquence de la professionnalisation des infirmières dont le diplôme a été créé en 1946. La fonction d'aide-soignant était d'aider les patients dans les actes de la vie quotidienne. L'aide-soignant assure « l'assistance au malade dans les gestes quotidien » (Arborio 2012, p 101). Les aides-soignantes obtiennent une première reconnaissance par la création de ce grade des hôpitaux publics. Il n'existe pas de formation, l'ancienneté auprès des patients est prise en compte.

Le terme aide-soignant apparait dans le dictionnaire des métiers et des appellations d'emploi en 1955. La codification de ce métier n'est pas immédiate dans la nomenclature des professions et catégorie socio professionnelle depuis 1982.

Les aides-soignants forment une sous-catégorie à part entière parmi les employés du secteur public.

C'est Florence Ningtingale qui a créé les bases de soins. Pionnière dans la formation des soignants, elle créa en 1860 une école pour aide-soignante et infirmière. Florence Ningtingale a instauré le respect de l'hygiène dans les hôpitaux. Au XIX^éme^ siècle une soignante était une femme qui s'occupait d'un malade. Les soignantes de Florence Ningtingale travaillaient sous les ordres d'un médecin. Elle établit le fait qu'un soignant doit être formée dans les hôpitaux. La formation doit comprendre de la théorie et de la pratique. A l'époque, deux types de soins sont déjà répertoriés, le soin qui soigne et le second lié à la personne et son environnement.

La première formation voit le jour en 1956, à partir de cette date le métier aide-soignant sera sans cesse en mouvance. Créé par l'arrêté du 23 janvier 1956 le certificat d'aptitudes aux fonctions d'aide-soignant (CAFAS) est la première qualification. La durée de la formation est de 10 mois. Ce diplôme en 1960 devient obligatoire pour exercer le métier d'aide-soignant. Afin d'améliorer le recrutement aide- soignant, l'éducation nationale, met en place le brevet d'étude professionnel (BEP) sanitaire et social.

En 1971, instauration de conditions d'admission et mise en place d'un nouveau programme d'une durée de 12 mois, comprenant 120 heures de théorie et 100 heures de pratiques. C'est à partir de cette date que l'aide-soignant exerce son activité sous la responsabilité de l'infirmière.

Le programme de formation évolue, l'arrêté du 1 février 1982 est basé sur le modèle de l'alternance. La durée de formation est de 12 mois comprenant 350 heures de théorie et de 24 semaines de stage. Les agents hospitaliers grâce au décret du 18 avril 1989 ont la possibilité de suivre la formation aide-soignant, sans épreuves de sélection, si la personne a exercé au moins huit ans auprès de la personne soignée.

L'arrêté du 22 juillet 1994 abroge celui du 23 janvier 1956. La durée de la formation est d'un an. Ce programme met en évidence 12 modules d'enseignement théorique.

Il est à noter que 6 modules théoriques sont identiques à la formation d'auxiliaires de puériculture, et 6 modules sont spécifiques à la formation aide-soignante. Il en est de même pour les stages, 10 semaines sont identiques à la formation d'auxiliaires de puériculture et 17 semaines spécifiques à la formation aide-soignante. Cet arrêté précise que l'aide-soignant peut participer aux soins dans le cadre du rôle propre infirmier. En 1996 un décret abolit le certificat d'aptitude aux fonctions d'aide-soignant (CAFAS) pour le Diplôme Professionnel des Aides-soignants (DPAS).

Autrefois le terme « infirmière » était attribuée à toute personne sans formation qui travaillait à l'hôpital. L'histoire montre la difficulté d'être reconnu en tant que soignant à part entière. Les programmes de formation ont évolué afin de permettre une reconnaissance.

La formation aujourd'hui : une approche par compétences

En 2005 : le programme de formation est réglementé par l'arrêté du 22 octobre 2005 relatif au diplôme d'état aide-soignant. En 2007 le diplôme professionnel aide-soignant (DPAS) est remplacé par le diplôme d'état aide-soignant (DEAS). La durée de la formation est de 10 mois. L'ingénierie de formation est construite par une approche par compétences demandant un changement de paradigme pour le personnel soignant, une réflexion sur ses activités.

Ce référentiel donne une définition du métier aide-soignant « L'aide-soignant exerce son activité sous la responsabilité de l'infirmier, dans le cadre du rôle propre dévolu à celui-ci, conformément aux articles R.4311-3 à R.4311-5 du code de la santé publique (Arrêté du 22 octobre 2005 modifié relatif à la formation aide-soignante). Travaillant le plus souvent dans une équipe pluri professionnelle, en milieu hospitalier ou extra hospitalier, l'aide-soignant participe, dans la mesure de ses compétences et dans le cadre de sa formation aux soins infirmiers préventifs, curatifs ou palliatifs. Ces soins ont pour objet de promouvoir protéger, maintenir et restaurer la santé de la personne, dans le respect de ses droits et de sa dignité. L'évolution du programme de formation nous montre bien que le métier est en plein essor et doit permettre une reconnaissance de celui-ci. Ce programme de formation est réglementé par l'arrêté du 22 octobre 2005 relatif au diplôme d'état aide-soignant, modifié par l'arrêté du 21 mai 2014, est élaboré à partir d'un référentiel d'activités du métier aide-soignant et du référentiel de compétences.

Le mot métier est aujourd'hui étymologiquement bien connue. Il est constitué d'une double racine qui renvoie à la notion de service divin. Le mot métier apparait au IV^{éme}siécle tout d'abord sous la forme de menestier puis de mistier pour prendre le nom de mestier au XII^{éme} siècle. Le mot mestier correspond au doublet populaire de ministère qui définit la « fonction de serviteur ». Ce mot réfère « à l'exercice de l'art, d'un service contre une rémunération » (Osty, 2012, p.16). Le mot métier n'est pas un phénomène récent. Osty (2010, p.15), nous donne la définition suivante « le métier se définit « par opposition aux formes d'emplois peu qualifiés ou aux professions sans que l'on puisse aisément en déterminer les contours ».

Donnons un autre sens au mot métier. Osty (2010) expose que le métier peut parfois renvoyer à « une production reconnue comme utile pour la société », permettant à l'individu d'avoir des revenus. Cependant pour les individus « le métier désigne l'horizon de projection donnant un sens à l'expérience de travail » (Osty, 2010, p.19).

Dans le langage courant le terme métier peut se décliner en fonction de l'activité exercée comme un « d'un degré de maitrise d'une expertise technique, se confondant avec la notion de professionnalisme » (Osty, 2010, p.17). Allons plus loin dans notre réflexion, si l'activité est reconnue et s'inscrit « dans le circuit des échanges économique » celui-ci peut s'incarner « sous la forme d'un corps rassemblant les gens de métier ». Le développement des corporations date du XIIème siècle et s'explique par le contexte économique qui se développe.

Selon Le Boterf (2011) le métier se définit par quatre caractéristiques, un corpus de savoirs, un ensemble de règles morales, une identité permettant à l'individu de se définir socialement et une volonté d'approfondir son savoir.

La définition du métier aide-soignant prend donc tout son sens et apparait avec le référentiel de 2005.

Le référentiel de formation a pour but de définir l'architecture de la formation en s'appuyant sur le référentiel d'activités et sur le référentiel de certification. Les compétences décrites sont les objectifs à atteindre, ce référentiel est un outil de l'équipe pédagogique et de l'élève.
La formation est organisée en 8 compétences à valider pour l'obtention du diplôme d'état. La compétence est « la maîtrise d'un savoir-faire opérationnel relatif aux activités d'une situation déterminée, requérant des connaissances et des comportements. Elle est inséparable de l'action et ne peut être appréhendée qu'au travers de l'activité » (Coudray, 2009, p.40).

L'arrêté du 22 octobre 2005 relatif à la formation fait apparaître les modalités d'organisation de la validation des acquis et de l'expérience pour l'obtention du diplôme d'état d'aide-soignant.

La formation de demain

La ré- ingénierie de formation est en cours depuis mai 2015. L'évolution de l'organisation hospitalière, l'allongement de l'espérance de vie, l'augmentation de la demande de prise en charge de la personne âgée dépendante nécessitent un réajustement du référentiel de formation. La présidente de l'Union Française des Aides -Soignants (UFAS) a fait part, lors de la journée francophone des aides-soignants, de l'avancée de la réflexion. Deux nouvelles compétences seraient ajoutées : à savoir l'animation et le tutorat.

Ce qui portera à dix le nombre de compétences. La durée de formation devrait augmenter. Certains soins techniques tels l'aspiration endotrachéale, la glycémie capillaire seraient autorisés.

La comparaison des différents programmes montre que le champ d'action change à partir de 1994. L'étude comparative démontre que certaines pratiques (lavement, réalisation du pansement simple) ont été autorisées en 1956 et 1982 pour ne plus figurer sur le programme de 1994.

Le programme de 1994 met en évidence des modules de formation, l'aide-soignant peut participer aux soins dans le cadre du rôle propre infirmier.

Par l'étude des différents programmes de formation nous avons mis en évidence l'évolution du cadre réglementaire du métier et de la formation aide-soignant. Repenser la formation initiale doit s'inscrire dans une dynamique de valorisation du métier Aide-soignant.

Notre préoccupation première est de faire évoluer la formation aide-soignante en nous référant au projet pédagogique et institutionnel.

Depuis 2014 nous enseignons le raisonnement clinique, l'analyse de pratique afin de développer chez les apprenants l'observation, le questionnement. Conformément au projet pédagogique de notre institut l'objectif de ces projets est de former des professionnels compétents, réfléchis et responsables capables de réactualiser leurs connaissances tout au long de leur parcours professionnel. Mais qu'en est-il sur le terrain ?

2. Contexte situationnel et questionnement

Lors des suivis pédagogiques réalisés tout au long de la formation, les élèves aides- soignants relatent leurs ressentis pendant le stage. Ils sont parfois interpellés par le fait que l'apprentissage de soins faisant partie de leur champ de compétences ne leur soit pas autorisé sur le lieu de stage. En effet ils évoquent ne pas réaliser certaines pratiques apprises en formation ou être encadrés par l'infirmière. L'activité la plus souvent citée est « observer la personne et mesurer les principaux paramètres liés à l'état de santé de la personne »et « aider l'infirmier à la réalisation de soins » Arrêté du 22 octobre 2005 relatif à la formation conduisant au diplôme). Parmi ces activités nous pouvons retrouver la prise de la tension artérielle, l'aide à la prise des médicaments par voie orale.

Les aides- soignants de différentes unités de soins rencontrés lors de visites de stage, relatent également le fait de ne pas réaliser toutes les pratiques apprises en formation. Ces échanges avec les professionnels montrent que le programme de formation est parfois méconnu et leurs compétences acquises ne sont pas reconnues. Cependant le travail de l'aide- soignant n'est pas uniquement la réalisation de soins d'hygiène ou d'actes de la vie quotidienne. Il a un rôle essentiel au sein de l'équipe dans l'observation du patient, une compétence parfois non exploitée. Des activités plus techniques sont pourtant autorisées par le référentiel de formation de 2005. Les aides-soignants ne savent plus ce qu'ils ont droit de faire ou non.

Pourquoi existe-t-il un décalage entre l'enseignement et les services de soins ?

Au regard de l'analyse des différents programmes de formation aide-soignant nous avons mis en évidence que certaines pratiques étaient supprimées du référentiel de formation de 2005 par exemple la réalisation du pansement simple, le lavement évacuateur.

Dans les unités de soins nous avons donc des aides-soignants diplômés mais n'ayant pas suivi le même programme, des aides-soignants ayant fait une validation des acquis de l'expérience mais également des aides-soignants ayant suivi la première année de formation infirmière qui ont fait la demande du diplôme d'état aide-soignant.

De ce fait des aides-soignants ont le droit d'effectuer certains soins alors que d'autres non. Il est proposé pour les aides-soignants diplômés avant 2005 une réactualisation de leurs connaissances et d'acquérir des nouvelles compétences.

Mais qu'en est-il des pratiques des formations précédentes : lavements, pansement simple ? Ce qui peut être considéré comme un dépassement de compétence en est-il vraiment un ?

Pourquoi les compétences de l'aide-soignant ne sont-elles pas reconnues ?

Au fil du temps le métier aide-soignant a pris des nouvelles dimensions. Les responsabilités ne cessent de s'accroître. Les aides- soignants occupent une place importante et incontournable dans l'accompagnement de la personne soignée que ce soit à domicile ou dans les établissements de santé. Malgré l'évolution des programmes de formation et l'évolution du métier les compétences aides-soignants ne semblent pas être mises en valeur. Arborio (2012) maître de conférences en sociologie parle de personnel invisible. Aujourd'hui le statut de l'aide-soignant reste flou, celui-ci n'a pas de rôle propre. Il exerce son métier en collaboration avec l'infirmière et sous sa responsabilité. La profession d'aide-soignant ne relève pas du code de la santé publique. Dans le milieu hospitalier très hiérarchisé l'aide-soignant est l'intermédiaire entre l'agent hospitalier (ASH) et l'infirmier(e) diplômé(e)d'état (IDE). Comment peut-il trouver sa place ?

De plus le métier peut avoir parfois une représentation négative. Le travail de l'aide-soignant est dévalué, considéré parfois comme ingrat. Pour certaines personnes l'aide- soignant réalise des activités considérées selon Arborio (2012) comme « le sale boulot ». L'infirmière est considérée comme une soignante à part entière cependant l'aide-soignant comme un subalterne, « petite main » de l'infirmière. Cependant la collaboration de l'aide-soignant avec l'infirmière et l'ensemble de l'équipe pluridisciplinaire, gage d'une réelle qualité de prise en soins des patients, doit permettre l'acquisition de compétences, de valeurs professionnelles et donc d'un positionnement professionnel responsable et d'un sentiment d'appartenance à l'équipe.

Faisons une halte afin de prendre du recul. Au regard de ces interpellations quelques questions se forment au fil de l'écriture de ce constat.

Quelles sont les représentations du métier aide-soignant ? Comment le métier aide-soignant est-il perçu par les soignants et l'entourage ? Aujourd'hui quel est le métier aide-soignant ? Les aides-soignants manquent ils de reconnaissance ? Comment se positionnent-il dans l'équipe ?

Du travail invisible à la professionnalisation comment faire reconnaître les compétences de l'aide- soignant ?

Comment va se passer la transition et l'arrivée du nouveau programme de formation aide- soignant ?

Au regard de l'évolution du programme de formation et du métier d'aide- soignant, quels sont les aides- soignants de demain ?

Le métier aide-soignant évolue et se transforme en profession, les aides-soignants exercent une véritable fonction qui n'est pas reconnue à sa juste valeur.

Selon Piotet (2003), le processus de professionnalisation peut aider à promouvoir et valoriser une activité. La réingénierie de formation va permettre à l'aide-soignant de réaliser plus d'activités, d'obtenir des compétences de plus en plus techniques cependant tous les aides-soignants ne sont pas issus du même programme de formation. Cela me conduit à la question de départ suivante :

Comment accompagner les aides-soignants dans la construction de leur identité professionnelle ?

Afin de poursuivre notre recherche une enquête exploratoire est envisagée.

Partons en exploration

La fonction principale des entretiens exploratoires est de mettre en lumière « des aspects du phénomène étudié auxquels le chercheur n'aurait pas pensé spontanément lui-même et de compléter les pistes de travail » (Quivy, Campenhoudt, 1995, p.63).

Afin de mener à bien ces entretiens exploratoires il est important de respecter certaines conditions. Tout d'abord la population, avec qui nous allons mener ces entretiens. Notre recherche porte sur la professionnalisation de l'aide-soignant. Nous avons choisi dans un premier temps d'interviewer une aide-soignante de chirurgie en retraite depuis peu, et de rencontrer après l'accord du directeur des soins des aides-soignants travaillant dans des secteurs différents médecine, soins palliatifs, soins à domicile, et unité de soins longue durée. Les aides-soignants sont le public directement concerné par l'étude.

Les entretiens réalisés auprès des aides-soignants sont non directifs. L'entretien non directif est très proche des méthodes d'interview psychosociologique de type analytique. L'entretien est libre autour d'un thème général.

La question posée aux aides-soignants était la suivante : « Pourriez-vous me parler de votre métier d'aide-soignant **?** » Cependant des questions de relances ont été posées afin de faciliter l'expression libre de l'interviewé.

L'analyse des entretiens du travail de recherche a été réalisé selon Bardin (2003). L'analyse de contenu est l'ensemble d'instruments méthodologiques, qui se trouvent être de plus en plus raffinés et en constante amélioration s'appliquant à des « discours » extrêmement diversifiés. La première étape pour nous permettre une analyse individuelle consiste au déchiffrement structurel de chaque entretien.

La pratique d'entretiens non directifs rend sensible à « une parole de type canevas », des thèmes apparaissent et réapparaissent un peu plus loin. La seconde étape est la classification par unité catégorielle grâce aux mots clefs et idées clefs. Nous en dégagerons ensuite le sens. Pour donner suite à cette analyse individuelle nous avons réalisé une analyse transversale. Cette analyse consiste à regrouper l'ensemble des analyses individuelles et en dégager un sens général.

Analyse des entretiens exploratoires.

Tout au long des entretiens les aides-soignants ont employé le mot « aide-soins ». L'analyse met en évidence que la représentation du métier aide-soignant reste encore parfois réduite à la réalisation des soins d'hygiène. Les services ayant une spécificité (chirurgie, médecine) permettraient de donner une autre image du métier. L'aide-soignante travaillant en service de soins à domicile semble être considérée comme une aide-soignante à part entière, ayant la reconnaissance des infirmières, des patients, et des familles. Les glissements de tâches se justifient parfois par la nécessité de parer à l'urgence, la nuit par exemple. Ces soins réalisés ne faisant pas partie des compétences de l'aide-soignant interpellent certains par rapport à leurs responsabilités.

Les aides-soignants ayant eu la formation peuvent réaliser l'acte, un aide-soignant interviewé explique que cela peut être compliqué au sein de l'équipe. De façon générale la formation des gestes réalisés sont souhaités par les aides-soignants, cependant une formation informelle est réalisée par exemple pour l'aspiration trachéale. L'aide-soignant évoque le manque de reconnaissance, seul un aide-soignant se sent reconnu du fait de travailler avec l'infirmière.

L'aide -soignante travaillant en service de soins à domicile se sent considérée comme une aide-soignante à part entière, ayant la reconnaissance des infirmières, des patients, et des familles.

Evolution du questionnement

Au regard des éléments du contexte et de l'enquête exploratoire, il est important de se demander si la question, sous sa première formulation, traduit notre intention dans ce travail. L'aide-soignant diplômé, en fonction de différents parcours, travaille toujours plus ou moins un peu dans l'ombre de l'infirmière dont les compétences et la professionnalisation ne cessent d'évoluer. Comment trouver alors sa place à part entière dans l'équipe ?

La formation aide -soignant va prochainement bénéficier d'une réingénierie impliquant des nouvelles compétences et activités reconnues au niveau national, une évolution du métier. La professionnalisation inclut simultanément le développement des compétences, d'une identité professionnelle et la reconnaissance.

Au regard de tous ces éléments, de la complexité du terrain, il nous semble pertinent d'élargir notre recherche.

La question de départ qui sera le fil conducteur de notre travail de recherche sera la suivante :

Comment accompagner les aides-soignants dans le processus de professionnalisation ?

CHAPITRE 2
La professionnalisation : un processus au socle conceptuel solide

Ce chapitre nous fera naviguer au large de différents concepts. Nous étudierons tout d'abord les concepts de professionnalisation, de compétence et d'alternance. Puis nous verrons l'identité professionnelle et la reconnaissance. Enfin nous nous intéresserons aux concepts d'accompagnement et le tutorat.

1. Pas à pas vers le processus de la professionnalisation

1.1 La professionnalisation

Avant de définir le terme professionnalisation, nous définirons les mots profession et professionnaliser, dans l'objectif de mieux appréhender le sens du mot professionnalisation. Selon le dictionnaire de la langue française Le Robert (2002, p.1352), une profession est « une occupation déterminée dont on peut tirer ses moyens d'existence », ou un « métier qui a un certain prestige social ». Nous pouvons le définir également comme « un terme officiel, administratif ». Voici la définition du dictionnaire universitaire : la profession, du latin « professio » déclarer, désigne le plus souvent une activité intellectuelle procurant une rémunération à celui qui l'exerce ». D'un point de vue sociologique la profession « renvoie » à la constitution d'un groupe social qui entend contrôler l'accès à son marché du travail ».

Trois éléments structurent la profession. Le premier élément concerne les besoins sociaux à satisfaire, le second des connaissances et des savoir-faire, cet ensemble sera formalisé pour être transmis. Enfin le troisième élément reprend les règles jouant un rôle de protection (Delasalle et Martin, 2014).

Pour Dubar (2010, p.104-118), la profession est une fonction occupée au sein d'une organisation, la profession. Il s'agit de personnes qui exercent le même métier. Il précise que la profession n'est pas loin de la corporation.

Donnons maintenant la définition du mot professionnalisation. Selon le dictionnaire de la langue française Le Robert, (2002, p. 1354), professionnalisation est l'action de se professionnaliser (en parlant d'une activité, d'une personne). C'est également « *le fait de donner une finalité professionnelle* ».

La professionnalisation selon Delesalle et Martin (2014, p.100) *est* « une démarche mobilisant les personnes ou les organisations afin d'assurer le développement des compétences individuelles et collectives ».

En réponse aux mutations et transformation de leur environnement ou des projets qu'elles mènent. La formation formelle est un des leviers de cette démarche.

Voyons maintenant l'approche historique de la professionnalisation.

Apparu au début du XXème siècle le mot professionnalisation vient de la sociologie anglo-saxonne. Il apparaît dans différents espaces et époques. Aujourd'hui le mot professionnalisation est employé dans différents milieux : celui du travail, de la formation. À partir des années 1980 cette notion apparaît également en lien avec le mot compétence. Prenons la définition de Wittorski (2004, p. 233), la professionnalisation est un « processus de négociation, par le jeu des groupes sociaux, en vue de faire reconnaître l'autonomie et la spécificité d'un ensemble d'activités ». C'est également « un processus de formation d'individus aux contenus d'une profession existante ».

Sens de la professionnalisation

Pour Wittorski (2004, p. 27-28), la professionnalisation est un concept social, le terme professionnalisation peut avoir plusieurs sens. Tout d'abord la professionnalisation des activités, des métiers. Au sens de l'organisation des activités, cela nécessite la création de règles permettant l'exercice des activités, une reconnaissance et un programme de formation adéquat à cette activité. Le deuxième sens concerne la professionnalisation des acteurs. Des compétences et des savoirs sont nécessaires à l'exercice d'une profession ainsi que la construction d'une identité professionnelle. Enfin le troisième sens correspond à la professionnalisation des organisations « *au sens de la formalisation d'un système d'expertise par et dans l'organisation* ».

Six voies de professionnalisation sont mises en évidence :

- La première voie caractérise l'individu en situation de travail : « *logique de l'action* ».

- La seconde correspond à la « *logique de la réflexion et de l'action* » : l'individu doit faire face à des problèmes nouveaux (situations inédites).

- La troisième voie met en œuvre l'analyse que l'individu se fait de l'action : « *Logique de la réflexion sur l'action* ».

- La quatrième voie caractérise une réflexion anticipatrice de l'individu, afin de définir une nouvelle façon de faire et s'intitule « logique de la réflexion pour l'action ».

- La cinquième correspond à la transmission de savoirs : « *Logique de la traduction culturelle par rapport à l'action* ».

- La dernière voie de professionnalisation se nomme « logique de l'intégration assimilation », ce qui correspond à l'autoformation.

La professionnalisation : l'histoire d'une vie

La professionnalisation est un processus évolutif, visant la construction identitaire et une compétence professionnelle (Vanhulle et al, 2007 cités par Clerc_Georgy, 2017, p. 48-49). Concernant la professionnalisation des individus, les acquis sont « *« du registre » des compétences et des connaissances. La professionnalisation des individus permet la construction et le développement des compétences ». Rappelons que les compétences sont au nombre de huit. Concernant* la formation aide-soignante l'approche par compétences est réglementée par l'arrêté du 22 octobre 2005 relatif au diplôme d'état aide-soignant.

Afin d'avancer dans notre réflexion nous allons étudier le concept de compétence.

1.2 La compétence

L'origine latine du mot compétence indique «com » avec et « *petere* » que l'on retrouve dans « *pétition* ». Ce terme au XV ème siècle est emprunté au bas latin « compétentia » qui signifie « *proportion, rapport exact* ». La compétence indique un mouvement d'action en commun. Nous donnerons tout d'abord la définition du dictionnaire de la langue française, Le Robert (2002, p. 320.) la compétence est une « *connaissance approfondie, reconnue, qui confère le droit de juger ou de décider en certaine matière ».*

Donnons une autre définition : la compétence est la *« mobilisation effective dans une situation donnée de ressources (savoirs, procédures.) requises par une activité en respectant les règles d'action en vigueur. »* (Delesalle et Martin, 2014, p. 39).

Pour Le Boterf, cité par Delesalle et Martin (2014, p. 38), la compétence est «*la mobilisation ou l'activation de plusieurs savoirs dans une situation et un contexte donnés ».*

Emergence du concept

Le concept de compétence est apparu en France au début des années 1980. Ce terme a émergé dans les entreprises dans les années 1970. Mot polysémique, il renvoie dans un premier sens à une notion juridique, dans un second sens il renvoie au domaine d'activité d'un métier. « *La compétence a longtemps été assimilée à la capacité à tenir un poste ou à une connaissance* » (Le Boterf, 2011, p. 53).

Aujourd'hui ce n'est plus le cas « *ce n'est pas parce que* » *nous sommes titulaires d'un diplôme ou que « l'on a suivi une formation que l'on peut agir avec compétence dans un contexte de travail évolutif* » (Le Boterf, 2011, p. 53).

C'est à partir des année 1970 que le terme compétence a commencé à se substituer à la notion de qualification dans un environnement de travail qui évolue. La notion de compétence a pris de l'ampleur, « *des efforts considérables ont été entrepris pour développer la compétence des salariés par la formation continue ou les centres d'apprentissage. L'expérience résultant de l'ancienneté ne suffit plus : le professionnel doit savoir faire face aux aléas, aux événements* » (Le Boterf, 2011, p. 18).

Que veut dire être compétent ?

La définition peut varier selon la situation de travail, selon les organisations. Elle évolue en fonction des situations de travail « *caractérisée par la répétition, la routine, l'exécution des consignes* », mais également en fonction de situations caractérisées par « *l'innovation, la complexité et la prise d'initiatives...* » (Le Boterf, 2011, p. 63).

Pour lui, « *la compétence est souvent entendue comme une application de savoirs théoriques ou pratiques* » Elle est considérée comme un assemblage alors que chaque élément se modifie en fonction de certaines caractéristiques.

Il n'y a pas de compétences sans individu, comme le souligne Le Boterf (2011 p. 58), le professionnel doit savoir « *naviguer dans la complexité en fonction des repères plutôt que d'exécuter un plan préconçu* ».

Or, « *pour agir avec compétence* » une personne va devoir combiner et mobiliser ses propres ressources et celles de son environnement. La compétence ne peut pas être séparée de « *ses conditions sociales de production* » (Le Boterf, 2011, p. 68).

La compétence résulte d'un savoir agir, d'un vouloir agir et d'un pouvoir agir. L'individu n'est pas seul responsable de la production d'une compétence.

Le savoir agir est favorisé par le développement de ressources : la formation va enrichir la personne en connaissances, par *« l'entrainement qui va permettre à l'individu un apprentissage afin de consolider ses pratiques et de ce fait développer « la faculté de mobiliser, de combiner, de transposer des ressources »* (le Boterf, 2011, p. 95). Puis, par l'organisation des dispositifs d'analyse et de partage de pratiques ce qui va permettre à l'individu la prise de recul vis-à-vis de sa propre pratique. Il est également favorisé par l'accompagnement *« par l'intermédiaire du coaching, du compagnonnage, du tutorat ».* Et enfin, le développement de la connaissance de leurs propres ressources par les professionnels permettra à l'individu de connaître ses limites.

Le pouvoir agir est possible par différents éléments. Tout d'abord, l'organisation du travail qui aura pour rôle de définir les marges de manœuvre puis, la délégation des responsabilités ainsi que la mise à disposition des moyens, des informations nécessaires à l'activité. Enfin, la mise à disposition de réseaux, de ressources et un management qui sera fondé sur la confiance.

Le vouloir agir sera encouragé par des enjeux qui seront clairs et partagés, cela va donc donner du sens aux objectifs à atteindre. Il sera encouragé par le management par la réalisation de retour constructif sur le travail effectué, et également par une visibilité sur les évolutions professionnelles pouvant être effectuées. Un autre point mis en évidence concerne un accompagnement encourageant et reconnaissant les efforts ainsi que les progrès des individus. Cette reconnaissance et cette confiance vont faciliter la prise de risque pour l'individu. Le vouloir agir sera également encouragé par une vigilance sur la qualité de vie au travail. Le vouloir agir concerne la motivation.

Ce qui est demandé à un sujet en situation de travail c'est d'agir avec compétence, ce n'est pas seulement avoir des compétences. A chaque situation rencontrée l'individu doit être capable de construire ou d'adapter la combinaison pertinente de ressources pour agir. Le Boterf (2011) fait la différence entre une compétence requise et une compétence réelle. La compétence requise est la compétence qui figure dans le référentiel.

En revanche la compétence réelle est celle construite par chaque personne. La compétence réelle est invisible, elle est donc difficile à « *cerner* ». Cette compétence se manifeste lorsqu'« elle est mise en œuvre dans une activité ». Pour Vergnaud, ergonome, cette compétence correspond à un schème opératoire. C'est en quelque sorte la façon dont l'individu va s'y prendre pour agir.

Comment se construit une compétence ?

Pour Le Boterf (2011, p. 17), « *la construction des compétences n'est plus considérée comme relevant de la seule formation mais résultant de parcours professionnalisant incluant le passage par des situations de travail rendues professionnalisantes* ».

Il met en avant sept contributions de la formation au processus de professionnalisation :

1 : Faire acquérir des ressources (connaissances, savoir-faire). La formation contribue à la professionnalisation, aide la personne à développer, à acquérir ou actualiser des connaissances.

2 : Entrainer à combiner les ressources (connaissances pour construire et mettre en œuvre des réponses pertinentes aux exigences professionnelles) :

- pédagogie de la simulation

- la formation par alternance

- les formations centrées sur la résolution de problèmes, les études de cas

3 : Proposer des objectifs réalistes d'apprentissage, fixer des objectifs sur la base de ce que l'apprenant est capable de faire.

4 : Développer la capacité de réflexivité et de transfert. Ce que l'on demande à un professionnel c'est non seulement le savoir-faire ou savoir agir mais expliquer comment et pourquoi il fait ou agit de telle sorte.

5 : Développer la capacité d'apprendre à apprendre « le professionnel est en situation permanente d'apprentissage » c'est apprendre à reconnaître les problèmes, à les classer par rapport au contexte.

6 : Donner une juste place à l'auto-évaluation, tend à prendre de l'importance.

7 : Avancer dans la construction d'une identité professionnelle. Le professionnel donne un sens aux compétences qu'il acquiert. Cela augmente ses chances d'employabilité.

Quant à Wittorski (2004, p. 27-28), il propose 5 voies de construction des compétences.

La première voie est celle de la formation sur le tas, par l'action seule il n'y a pas de réflexion institutionnellement organisée. La formation alternée, par l'action et la réflexion est une autre voie. Il y a également l'analyse de pratique qui correspond à une réflexion rétrospective de l'action, ainsi que l'anticipation sur les pratiques, puis l'acquisition de savoirs théoriques pouvant s'investir dans des pratiques futures.

Il caractérise également des composantes de la construction des compétences.

La composante cognitive met en évidence les représentations de la situation, la composante affective est considérée comme le moteur de la compétence. La composante sociale, est la reconnaissance par l'environnement immédiat. Quant à la composante culturelle, elle est relative à l'influence de la culture sur les compétences.

Puis la composante praxéologique représente le produit observable et son évaluation sociale.

Selon Clénet (1998) la formation repose sur la transmission de savoirs, « *selon la logique d'acquisition d'un ensemble de compétences supposées refléter les processus rencontrés dans les situations de travail* ». Le référentiel de formation aide-soignante est construit par alternance. Cette alternance contribue à la construction des compétences par des temps théoriques et des temps pratiques réalisés dans différents lieux. Nous allons aborder le concept de l'alternance.

1.3 L'alternance

Définition et origine de l'alternance

La finalité de l'alternance est de relier la théorie à la pratique. La définition du dictionnaire universitaire précise que l'alternance « *est une formation qui comprend des séquences en entreprise et des séquences en établissement de formation* ».

Geay décrit l'alternance comme un système « *interface* ». Il précise que l'interface entre l'école et le travail « *signifie qu'il existe une zone d'échanges organisés entre deux systèmes, qui les unit et qui les sépare…* » (Geay cité par Kwocz 2017, p. 92). Cependant il est important de s'assurer qu'une communication existe entre ces deux systèmes.

C'est par la mise en place d'une maison familiale rurale en 1935 que l'alternance a vu le jour. C'est à cette période qu'une relation étroite existait entre le monde du travail et les écoles.

Selon Delesalle et Martin (2014, p. 142.), l'alternance est « *un dispositif de formation qui articule des temps en situation réelle de travail au sein d'une organisation et des temps en organisme de formation* ». Elle vise « *à rendre dynamique la relation théorie/pratique en combinant des approches complémentaires déductives et inductives* ».

Donnons une définition simple de l'alternance. L'alternance associe donc plusieurs temps, celui du terrain et celui passé en formation à savoir le temps théorique. Nous pouvons ajouter que

« *penser l'alternance en formation, c'est aussi penser et mettre en œuvre la dimension institutionnelle et organisationnelle de la formation* » (Clénet cité par Maubant, 2013, p. 7-11).

Pour ce faire, une implication des deux parties est indispensable pour construire ensemble la pratique et avoir un projet partagé.

Il existe donc deux finalités : une finalité d'instruction et une finalité éducative. Selon la finalité d'instruction la méthode éducative de l'alternance va privilégier la transmission de savoirs théoriques et techniques comme condition de la maîtrise du savoir pratique.

Selon la finalité d'éducation, les savoirs théoriques vont être considérés comme complémentaires de différents savoirs pratiques et sociaux.

Les formes sociales de l'alternance.

Bourgeon (cité par Bourrel 2013) décrit trois formes sociales de l'alternance. Il s'agit de l'alternance juxtapositive, associative et intégrative.

L'alternance juxtapositive est une forme d'alternance qui permet des temps d'apprentissages interdépendants les uns des autres. Il existe donc deux temps, un de travail et l'autre d'étude.

L'alternance associative : dans la forme d'alternance associative le système éducatif « *n'institue pas à son compte la totalité de la formation* ». La reconnaissance du rôle du terrain est présente.

L'alternance intégrative : cette forme d'alternance a pour finalité l'embauche à l'issue des contrats en alternance.

Les dimensions de l'alternance.

La dimension institutionnelle : cette dimension implique un engagement, celui des deux institutions, le terrain de stage et l'institut de formation. Dans ce partenariat, les rôles sont définis, les compétences sont différentes « *mais doivent reconnaître celle de l'autre, à parité d'estime* ». (Geay cité par Kwocz,2014 p.93).

La dimension didactique : cette dimension fait référence aux différentes stratégies mises en place en formation. Dans la formation en alternance il faut considérer la didactique comme « l'ensemble des disciplines et les traverse même, pour devenir transdisciplinaire » (Demol, 2003 ; Turzynski, 2014, cités par Kwocz, 2017, p. 93).

La dimension pédagogique : cette dimension concerne les relations qui peuvent exister entre les différents partenaires : la personne en apprentissage, le formateur et les professionnels de terrain représentés par le tuteur. Cette dimension permet un partage de savoirs nécessaire à la construction des compétences. Il faut retenir également que cette dimension permet de changer les représentations de chacun.

La dimension personnelle : cette dimension se centre principalement sur le sujet en apprentissage qui produit ses savoirs. Elle prend en compte l'expérience, l'histoire personnelle de l'apprenant qui s'implique dans son apprentissage, devenant ainsi acteur de sa formation.

Quels sont les objectifs de l'alternance ?

Les objectifs de l'alternance sont au nombre de trois. Le premier est de faciliter le passage de la formation à l'emploi. Le second est de « constituer pour les entreprises une ressource de compétences professionnelles indispensables » (Clénet 1998, p. 26). Le dernier objectif est la construction d'un réseau permettant une relation entre les écoles et les entreprises. Cependant le sujet est au cœur de l'alternance. Voyons maintenant ce que l'alternance implique pour lui. Clénet (2009) a mis en évidence trois processus majeurs pour une qualité de l'alternance.

Qualité de l'alternance

Selon Clénet (2009, p. 11), la qualité de l'alternance est un ensemble de trois processus. C'est tout d'abord un travail de co-

construction entre les formateurs et les professionnels de terrain. Le second processus est un travail de réflexion à partir des expériences des sujets en formation. Enfin le troisième correspond à « un travail de modélisation des formations d'accompagnement qui ont permis cette prise de conscience collective ». Pour Clénet (2009, p. 11), l'alternance peut être hiérarchisée selon trois niveaux d'acteurs interdépendants. Il s'agit du niveau politique, du niveau pédagogique et du niveau interface.

Le niveau politique prévoit des référentiels, « nous dirons ici qu'ils sont des standards nécessaires : en un mot ils présentent les formes « homogènes » légalisées » (Clénet, 2009, p.12).

Le niveau pédagogique : « Les sujets autonomes sont là pour construire des savoirs et des compétences dans des organisations et des contextes plus ou moins facilitateurs » (Clenet, 2009, p.12).

Le niveau interface : dans ce niveau une organisation de formation est présente. Cette organisation est placée sous la responsabilité d'une équipe dans un environnement spécifique.

Les notions d'équipe, de partenariat sont les ingrédients indispensables pour avoir une alternance de qualité. Cependant il ne faut pas oublier l'expérience des sujets en formation. « Tous sont porteurs d'histoires, de cultures, de schèmes d'action à travers lesquels se jouent les processus d'intégration versus exclusions des sujets, là également où leur possible socialisation professionnelle prend ou pas ses significations, là où se développent ou pas des pratiques coopératives d'accueil, de tutorat, de partenariat, bref de tout ce qui concerne » l'apprendre et l'agir ensemble en formation » (Clenet, 2009, p.13).

Pour Clenet, (2009, p.12), « développer la qualité de l'alternance c'est générer des situations signifiantes pour les sujets ».

Tout ceci demande un accompagnement pour aider l'apprenant et le collectif « concepteurs et formateurs ». Cet accompagnement permettrait « d'appréhender les environnements sociaux, professionnels et institutionnels spécifiques du système de formation » (Clénet, 2009, p.13).

L'alternance associe un temps passé dans les différents services de soins ou lieux de vie et un temps théorique passé dans l'institut de formation. Cette alternance permet l'acquisition des compétences. L'identité professionnelle et la reconnaissance jouent un rôle important dans la professionnalisation. L'identité professionnelle est un des piliers de la professionnalisation.

2. De l'identité professionnelle à la reconnaissance

2.1 L'identité professionnelle

Définissons tout d'abord l'identité.
Selon le dictionnaire de la langue française Le Robert (2002, p. 865), l'identité est « un caractère de deux objets de pensée identiques. (Identité qualitative ou spécifique). Autre définition, « caractère de ce qui demeure identique à soi-même ». Mucchielli (2013, p.39), définit l'identité comme suit : « l'identité est un ensemble de critères, de définition d'un sujet et un sentiment interne. » Il donne une autre définition au sens large du terme, l'identité est un « ensemble de caractéristiques qui permettent de définir expressément un objet ou un acteur ».

Dubar, sociologue définit l'identité comme étant « un processus de construction et de reconnaissance d'une définition de soi qui soit à la fois satisfaisante pour le sujet lui-même et validée par les institutions qui l'encadrent et l'ancrent socialement en le catégorisant » (Dubar,1997 p. 156).
Cependant l'identité est propre à chacun, il est difficile de la définir.

Présentation du concept

Les premiers travaux sur le concept d'identité datent des années 1960. En France, à la suite d'enquêtes dans des entreprises, Sainsaulieu définit 4 types identitaires Piaser (2013 p. 155).

Un type de fusion : il entend par ce type d'identité qu'un individu ayant un niveau de qualification peu élevé va compenser par le collectif.

Un type de « négociation » : Un individu ayant des compétences, des responsabilités, étant très qualifié peut « affirmer ses différences », (Sainsaulieu, 1977, cité par Piaser, 2013, p.153).

Un type d'affinité : Ce type identitaire est attribué aux individus voulant une « ascension professionnelle ou sociale ».

Un type de retrait : ce type concerne les individus qui se forgent une identité en dehors du travail.

Des années plus tard, en 1991, Dubar s'intéresse à la question d'identité professionnelle. Il part du postulat que les identités « sont produites par l'articulation d'une identité virtuelle, attribuée par autrui et d'une identité réelle pour soi, construite à travers la trajectoire antérieure ».
Pour Dubar, il est important de prendre en considération les savoirs, les compétences et l'image de soi.

Osty (2012, p.75-91), identifie dans ses travaux six modèles d'identité collective :

L'identité réglementaire : cette identité concerne les professionnels qui ont un rapport instrumental avec le métier.

L'identité communautaire : cela concerne les professionnels « qui présentent un ancrage dans les traditions collectives ».
L'identité professionnelle de service public : « l'interaction avec l'usager est au cœur de la construction identitaire ». Cette construction recouvre la détention d'un savoir-faire et le « recours aux principes de l'action publique »
L'identité de métier : cette identité correspond à l'intérêt que porte l'individu pour la profession qu'il exerce : « la satisfaction liée à la détention d'une qualification particulière ».

L'identité de mobilité : cette identité correspond à la trajectoire personnelle de l'individu. La promotion peut être un des moteurs de l'intérêt porté au travail réalisé.

L'identité entrepreneuriale : les professionnels sont attachés à leurs métiers, Pour eux le métier qu'ils réalisent est porteur de sens.

Comment se construit l'identité professionnelle ?

Pour Dubar (2010, p. 109), l'identité n'est pas donnée, « elle se construit dans l'enfance, et désormais doit se reconstruire tout au long de la vie ». La construction de l'identité d'un individu se construit aux dépens des jugements, du regard des autres. La socialisation expliquerait en partie le phénomène de construction identitaire.
Deux processus concourent à la production des identités : le processus biographique, à savoir l'identité pour soi et le processus relationnel correspondant à l'identité pour autrui.

Voyons tout d'abord le processus biographique.

Osty (2012 p.109) définit ce processus comme une « articulation entre une identité héritée et une identité visée, ce qui définit en réalité l'identité pour soi ».

Osty (2012) précise que l'identité se construit à travers le processus d'articulation entre identité pour soi (continuité ou rupture) et identité pour autrui (reconnaissance ou non reconnaissance).

Pour Dubar (2010), la sortie du système scolaire et la confrontation avec la réalité du monde du travail vont contribuer à la construction « d'une identité autonome ». C'est de ces premières confrontations que vont « dépendre les modalités de construction d'une identité professionnelle de base ». Cela constitue également une projection de « soi » dans l'avenir. Cette première identité n'est pas définitive. Cette identité est confrontée à l'évolution des organisations que ce soit d'un point de vue technique ou administratif.

Pour obtenir une construction biographique d'« identité professionnelle », les personnes « doivent entrer dans des relations de travail ».

Le second processus, à savoir l'identité pour autrui se définit pour Osty à travers « des actes d'attributions » qui sont véhiculés par des règles. L'enjeu de ce processus est la reconnaissance. Sainsaulieu (cité par Dubar,2010, p. 115) met en évidence trois dimensions identitaires :

- Le champ d'investissement : permettant de distinguer l'implication au travail
- Les normes de comportement relationnel, à savoir l'individualisme, la solidarité l'intégration…
- Les valeurs : économiques, statutaires.

Pour Dubar (2010) l'identité professionnelle est le fait de se définir individuellement à partir des caractéristiques de son travail, de ses réalisations professionnelles, de ses compétences et de l'appartenance à un groupe. Selon Dubar (2010) s'il existe un décalage entre l'identité pour autrui et l'identité pour soi, la mise en place de stratégies peut combler l'écart.

Différents sentiments composent ce sentiment d'identité.

- Sentiment d'unité
- Sentiment de cohérence
- Sentiment d'appartenance
- Sentiment de valeur
- Sentiment d'autonomie
- Sentiment de confiance

Les différents sens de l'identité

Nous allons décliner les différents sens de l'identité. Ils sont au nombre de quatre, (White, 2011, cité par Suné, 2016, p.100), pour mettre en évidence ces quatre sens :
Le premier sens de l'identité correspond à son « expression dans le contexte social du même besoin de sécurité, qui induit les attitudes posturales nécessaires ». Cela permet de faire face aux contraintes.

Le second sens correspond à « l'identité accomplie qui s'exprime ou s'opérationnalise comme partie d'un groupement social dans lequel chaque membre a une face, simplement parce que c'est une face sociale, une des faces dont l'ensemble constitue le groupement ». Suné explique que les individus sont exposés à de nombreuses interactions complexes.

Le troisième sens « provient de la caractéristique essentielle de l'organisation sociale. » l'influence de l'environnement joue un rôle important. Les personnes vont composer à partir des différentes relations.

Le quatrième et dernier sens *« c'est la carrière vue de l'extérieur »*. Deux éléments sont mis en évidence, la verbalisation et la réflexivité.

L'identité professionnelle est avant tout une identité sociale ancrée dans une profession. Elle est le produit d'une incorporation de savoirs professionnels. La construction identitaire représente un processus social « associé à la reconnaissance d'autrui et à la reconnaissance par autrui » (Dubar,2000 ; Legault,2003 ; Petersen et Willig, 2004 ; cité par El Akremi 2009, p. 662).

Si l'identité professionnelle est présente « c'est qu'il y a reconnaissance par les autres, mais celle-ci n'est pas obligatoirement accordée... » (Sainsaulieu 1977 cité par Guéguen, Malochet 2014, p. 55-77).
La reconnaissance joue un rôle dans la construction identitaire. Voyons à présent le concept de reconnaissance.

2.2 La reconnaissance

Donnons tout d'abord la définition du dictionnaire de la langue française. Le Robert (2002, p.1422) La reconnaissance est « le fait de reconnaître, d'identifier un être comme tel ».

Pour Aristote, la reconnaissance désigne une « opération cognitive par laquelle on identifie un objet ou une personne quelconque » (Guéguen et Malochet (2012), cités par Jorro et Houot 2013, p. 253).

Origine du concept

Le mot reconnaissance est polysémique. Il vient du vieux français « reconoissance ». Au XIIème siècle ce thème signifie « l'action de reconnaître au sens de l'aveu ».

C'est Hegel qui théorise la reconnaissance comme « un processus de lutte par lequel un individu cherche à être reconnu ».

Prolongeant les travaux de Hegel, Honneth réalise différentes études en problématisant ce concept à partir de la question de « l'incivilité sociale ».

Il considère trois sphères de reconnaissance.

- La sphère privée : qui implique l'amour.

- La sphère publique : qui relève du droit, ce qui suppose le respect.

- La sphère sociale : dans cette sphère l'estime est recherchée par l'individu.

Voyons ces trois catégories : l'amour, le droit et la solidarité sociale.

Nous allons nous référer au tableau selon Honneth (Renault 2007 cité par Guéguen et Malochet , 2014).

Formes de reconnaissance	Relations primaires (amour)	Relations juridiques (droit)	Communauté de valeur (solidarité sociale)
Rapport (positif) Dimension personnelle	Confiance en soi Affects et besoins	Respect de soi Responsabilité morale	Estime de soi Capacités et qualités

Tableau 1 : les trois sphères de reconnaissance

L'amour : cette catégorie est prise au sens large, elle est définie comme *« la dimension affective de l'existence humaine »* (Honneth,1992, cité par Guéguen et Malochet, 2014). La non-reconnaissance, l'expérience du mépris, « la gravité de sa dimension négative, peut toucher « l'intégrité affective » de l'individu et produire ce que Honneth appelle « les *identités lésées* ».

La solidarité sociale : cette sphère définit l'activité de travail. Les personnes souhaitent une « *estime sociale* », forme de reconnaissance de « *l'utilité et de la valeur de leur activité* ». Dans ce champ de reconnaissance il s'agit pour la personne de l'estime de soi.

Le droit : la reconnaissance apparaît « *indissociable du politique et de la morale* ». Afin d'assurer une égalité, la dimension juridique donne à la personne l'accès à des droits fondamentaux. La demande de reconnaissance au fil du temps est devenue une composante essentielle dans le monde du travail.

L'analyse scientifique de ce concept met en évidence quatre dimensions. Il faut reconnaitre la personne, les résultats, l'effort et les compétences.

Pour Dejours (2007), la reconnaissance est comprise dans deux acceptions. Tout d'abord la reconnaissance au sens de constat, c'est-à-dire la prise de conscience des individus dans l'organisation du travail, puis, la reconnaissance au sens de gratitude, par la hiérarchie, par les pairs.

Selon lui, la reconnaissance permet à l'individu de fonder la construction de son identité. Il existe différentes formes de reconnaissance.

Les différents types de reconnaissance

Wittorski (2013) définit la reconnaissance professionnelle comme un acte d'évaluation de l'activité et de valorisation. L'approche de la reconnaissance professionnelle proposée distingue la reconnaissance du travail réalisé, incluant les objectifs atteints ainsi que les résultats obtenus. « *La reconnaissance porte non pas sur l'être mais sur le faire* » (Dejours, 2007 ; cité par Jorro, Wittorski, 2013, p. 118).

La reconnaissance donne l'accès à une appartenance au groupe. Wittorski (2013) reprend les différents types de reconnaissance mises en évidence par Brun et Dugas (2005 cités par Jorro et Wittorski, 2013, p.69-89), ils identifient quatre formes de reconnaissance.

- La reconnaissance existentielle : ce type de reconnaissance concerne l'individu en lien avec d'autres.

- La reconnaissance de la pratique de travail : cette reconnaissance caractérise le fait de faire, d'effectuer la tâche.
- La reconnaissance de l'investissement au travail
- La reconnaissance des résultats du travail.

Brun et Laval (2018, p. 48-55), décodent ces quatre formes de reconnaissance.
La reconnaissance existentielle : forme de reconnaissance qui met en évidence les qualités et les aptitudes de la personne. Il s'agit de la reconnaissance de la personne et non pas le métier qu'exerce la personne. Par exemple le fait de prendre le temps de connaitre le travail de la personne, souligner « *l'attitude positive* » de la personne soit en privé soit en public.

La reconnaissance de la pratique de travail : ce type de reconnaissance *« porte sur la qualité du travail effectué, les compétences distinctives...* » (Brun, Laval, 2018 p.112). Voici un exemple : confier une nouvelle mission, un projet à la personne.

La reconnaissance de l'investissement au travail : il s'agit de la reconnaissance de l'effort. Cette reconnaissance est « liée à l'engagement et à la contribution de l'employé ou de l'équipe au processus de travail ». Il s'agit d'une reconnaissance de l'énergie fournie même si les objectifs ne sont pas atteints. Par exemple reconnaitre « l'apport des travailleurs de l'ombre ... ».

L'investissement dans le travail, dernière forme de la reconnaissance, porte sur la contribution de l'individu pour atteindre ses objectifs. Les pratiques les plus connues sont l'évaluation de rendement, la prime spécifique quand l'objectif est atteint, la mise en avant de la réussite en réunion d'équipe.

Brun et Dugas (cités par Guéghen et Malochet 2014) présentent sous forme d'un tableau la typologie de reconnaissance en entreprise.

Typologie de reconnaissance en entreprise selon Brun et Dugas

Niveau horizontal

Reconnaissance existentielle (personne/ collectif)	Reconnaissance de la pratique de travail (processus de travail)	Reconnaissance de l'investissement dans le travail (processus de travail)	Reconnaissance des résultats (produits résultats)
Par exemple : soutien face à un besoin personnel	Par exemple : mise en relief des contributions, de l'innovation, de la créativité lors des réunions d'équipes	Par exemple : encouragement des pairs à maintenir l'effort et la mobilisation collectifs.	Par exemple : remise d'un cadeau à une personne pour une réalisation professionnelle importante.

Niveau vertical

Reconnaissance existentielle (personne/ collectif)	Reconnaissance de la pratique de travail (processus de travail)	Reconnaissance de l'investissement dans le travail (processus de travail)	Reconnaissance des résultats (produits résultats)
Autorisation d'aménagement s d'horaires…	Félicitations adressées à un employé devant les pairs …	Prise en considération de la charge de travail ou de la difficulté du travail dans l'évaluation des résultats…	Affichage dans le service des réussites d'équipe…

Niveau organisationnel

Reconnaissance existentielle (personne/ collectif)	Reconnaissance de la pratique de travail (processus de travail)	Reconnaissance de l'investissement dans le travail (processus de travail)	Reconnaissance des résultats (produits résultats)
Clarification des normes de redistribution….	Programme de coaching et mentorat…	Reconnaissance des heures supplémentaires ….	Prime de motivation

Niveau externe

Reconnaissance existentielle (personne/ collectif)	Reconnaissance de la pratique de travail (processus de travail)	Reconnaissance de l'investissement dans le travail (processus de travail)	Reconnaissance des résultats (produits résultats)
Mémoire des caractéristiques personnelles du client....	Rencontre d'évaluation du travail d'un consultant.	Feed-back positif à un fournisseur	Cadeau du client (vin, chocolat ..)

Brun et Dugas mettent en évidence les différents niveaux : concernant le niveau horizontal, il s'agit d'une reconnaissance pouvant s'établir entre pairs au sein d'un même travail (Brun et Dugas,2005 cités par Guéguen et Malochet 2014). Le niveau vertical correspond quant à lui à la reconnaissance de la hiérarchie.

Le niveau organisationnel vise à la reconnaissance productive des individus. Enfin, le niveau externe concerne « *la relation de prestation de service* », engageant une reconnaissance spécifique.

Les dénis de la reconnaissance

Renault (2004) cité par Guéguen et Malochet, 2014), distingue trois types de déni de la reconnaissance : l'invisibilité, la reconnaissance dépréciative et la méconnaissance.

- L'invisibilité : ce type de déni est issu de « *l'absence totale de la prise en compte des attentes de reconnaissances individuelles* ». Il s'agit de la non-reconnaissance des droits du salarié. Le terme invisibilité met en évidence que la contribution du travail réel est exclue. Le « mouvement de revalorisation des activités du care qui passe par leur professionnalisation participe à la reconnaissance de compétences sociales… » (Paperman et laugier,2006 cités par Guéguenet Malochet 2014, p. 55-77).

- La reconnaissance dépréciative : ce type de déni agit quand des « *jugements dévalorisants* » sont exprimés sur les activités des personnes. Ce type de déni fournit le motif de nombreux conflits sociaux, à l'image du mouvement des infirmières dans les années 1990.

Par reconnaissance « à la fois de la dimension technique de leur qualification et son aspect intrinsèquement relationnel » (Guéguen, Malochet 2014).
- La méconnaissance : caractéristique des situations qui permettent à l'individu d'être reconnu mais pas par rapport à ses attentes. Il existe un décalage entre la reconnaissance que l'individu espère et la reconnaissance qu'il obtient. Se pose alors la question sur la réalité de l'activité de travail. La méconnaissance peut concerner parfois les personnes auxquelles sont attribuées dans leurs organisations de travail des « *qualités différentes de celles qu'elles souhaiteraient valoriser* » (Guéguen, Malochet 2014).

La reconnaissance nécessaire dans cette dynamique de professionnalisation suppose un accompagnement.

3. De quel accompagnement avons-nous besoin ?

3.1 Accompagnement

Donnons la définition du verbe accompagner. Selon le dictionnaire de la langue française Le Robert (2002, p.15) accompagner c'est « se joindre à quelqu'un pour aller où il va, en même temps que lui ». Le verbe accompagner est composé de -ac, préfixe latin. Ce préfixe veut dire rapprochement, proximité. Il est composé également de « compagner » *qui* signifie être avec, aller vers celui qui deviendra un compagnon.

Quel est l'origine de ce concept ?

L'accompagnement fait son apparition dans le vocabulaire du droit au XIIIème siècle lors « d'un contrat de pariage ». Au XVIIIème ^{siècle} le terme « compagnonnage » apparait. La signification est la suivante : c'est le temps pendant lequel un ouvrier doit travailler comme compagnon après son apprentissage. Le concept de l'accompagnement existait dans le champ des soins palliatifs. C'est en 1990 que ce concept prend naissance dans le champ professionnel.

Pour Paul (2004), l'accompagnement « constitue une posture spécifique au centre d'actions déterminées par les pratiques définies ». La notion d'accompagnement ne peut « servir de concept à elle seule ». Il est donc important de qualifier les différentes formes d'accompagnement.

Les différentes formes d'accompagnement

L'accompagnement est une pratique protéiforme, c'est-à-dire qu'il n'y a pas un accompagnement mais des accompagnements correspondant à des types de situations, mais également des contextes.

Voyons tout d'abord la notion de counseling. Le counseling s'inscrit dans le champ sémantique de guider. C'est un terme anglais qui provient du vieux français « *conse*l » (Paul 2004). Le terme issu du latin « *consilium* » contient l'idée de résolution. Au fil du temps, le verbe conseiller apparaît dans le sens « *de guider quelqu'un dans sa conduite* » (Paul 2009). Une nouvelle dimension apparaît, celle de la réflexion, celle de mener « *ensemble à propos d'un projet* ».

La seconde notion est le « sponsoring ». Ce terme est l'équivalent de parrainage. Il provient du latin sponsor qui signifie répondant et du « latin religieux avec le sens de parrain d'un néophyte ». Une dimension relationnelle « d'engagement réciproque et de projection sur l'avenir … » (Paul,2009, p.91-107), prend tout son sens. Être sponsor c'est « parier sur l'avenir de l'enfant ».

Voyons maintenant le coaching. Le mot coach vient du Hongrois Kocsi ayant la même origine que le mot cocher. Le mot cocher désigne ici le conducteur de voitures. Il est donc chargé d'« opérer un déplacement, un changement ». Le coach définit un entraîneur, un professeur particulier. Quant au mot coaching, il est issu du monde sportif, « lié au domaine de l'action en termes de performance ». Délivré (2002 cité par Paul 2009) définit le coaching comme un échange, des entretiens individuels entre personnes : le coaché et un professionnel : le coach. Le but est d'aider la personne à atteindre son objectif.

Le mentoring est également une forme d'accompagnement. Ce terme est introduit tout d'abord en anglais au XVIIIème siècle. L'origine est « Mentor » qui guide Ulysse. Un Mentor désigne une personne sage, expérimentée. De nos jours, le Mentor est une personne qui accompagne un étudiant dans l'accomplissement de sa vie professionnelles (Paul, 2009).

Intéressons-nous au terme tutorat. Ce terme est récent et voit son apparition en France en 1980. L'importance du développement des formations par alternance, contribue au développement au sein des entreprises de la fonction du tuteur. Ce tuteur accompagne donc le stagiaire.

La dernière forme d'accompagnement est le compagnonnage. Le compagnonnage met en évidence trois composantes : apprendre, pratiquer, transmettre. A la différence de l'accompagnement, « les compagnons entre eux sont des pairs ». L'accompagnement quant à lui concerne deux personnes qui n'ont pas le même statut.

Paul (2012, p.13-20), évoque quatre déterminants du mot accompagnement.

- La secondarité : la personne qui accompagne est « second », c'est-à-dire le suiveur. Il a pour mission de soutenir, de valoriser la personne qu'il accompagne.

- Le cheminement : Il faut instaurer des étapes qui vont composer « la mise en chemin ».

- Un effet ensemble : « quelle que soit la dissymétrie relationnelle, l'action vise à impliquer les deux éléments à tous les stades de ce cheminement ».

- Puis l'idée de transition : elle peut être liée à une circonstance, une situation « qui vient dire que tout accompagnement est temporaire »
Boutinet (cité par Beauvais et Demol 2009) ajoute que pour la personne accompagnée et la personne qui accompagne il est important d'identifier « *les opportunités de situations* ».

L'accompagnement peut se faire de différentes façons, un conseil « éclairé par un professionnel » ou pour certains un suivi comprenant l'accueil, l'information, des conseils, une aide. Dans l'accompagnement la dimension relationnelle est importante, le changement dépendra de la qualité de la relation mise en œuvre.

Les différentes postures d'accompagnement

L'étymologie du mot posture est issu du latin « *p*onere ». Le terme posture renvoie à poser. Nous pouvons dire qu'adopter une posture c'est une façon de se poser dans une situation précise.

Pour Gérard cité par Beauvais (2009, p.228.) « on ne s'improvise pas accompagnateur ». Voyons les différentes postures de l'accompagnement.

Paul (2009) caractérise les différentes postures d'accompagnement :

Tout d'abord la posture éthique. Cette posture résulte d'un questionnement. Derrida (1967, cité par Paul, 2012) définit cette posture comme « un rapport non violent » avec autrui. Elle détermine d'autres relations que celles du pouvoir, de la manipulation, de la répression.

Cependant, de cette caractéristique, il en résulte un principe « ne pas se substituer à autrui », à savoir ne pas penser, ne pas dire à la place de l'individu.

La seconde posture est la posture de « *non savoir* ». Cette posture privilégie le questionnement, les échanges. « La compétence du professionnel ne consiste plus à énoncer des compréhensions » mais à construire des savoirs par ces échanges.

La troisième posture correspond à la posture de « dialogue ». Paul (2012) explique que c'est par le dialogue que s'exerce la place de chacun. Les individus n'échangent que de personne à personne.

La quatrième posture est la posture d'écoute. « L'écoute permet non seulement d'être attentif mais aussi d'interagir, de dynamiser un questionnement ». C'est à la fois une posture et une technique. C'est cette posture qui « nourrit le cheminement ».

La cinquième posture porte le nom de posture « émancipatrice ». Pour Paul (2012) le but de l'accompagnement est d'avoir un environnement relationnel pour les deux personnes. Personne ne « *peut apprendre seul* ».

Paul (2012) évoque aussi le fait que chaque accompagnement doit être replacé dans son contexte.

Wittorski (2009) conçoit l'accompagnement comme un « dispositif visant à la fois une articulation forte entre les deux espaces de travail et de la formation ». Il précise et met en lien les pratiques d'accompagnement professionnalisantes.

Revenons sur les voies de la professionnalisation décrites par Wittorski (2009).

Quelle est la place de l'accompagnement de ces différentes voies ?

- Première voie : « logique de l'action ». Cette voie de professionnalisation caractérise l'individu en situation de travail. Une nouveauté peut modifier la façon de faire de l'individu, parfois sans s'en rendre compte. Cela conduit « à faire évoluer pas à pas le process d'action mis en œuvre ».

- Seconde voie : « logique de la réflexion et de l'action ». Cette voie met en scène les individus face à des situations nouvelles.

Cette voie de professionnalisation permet des allers-retours entre les connaissances ou des savoirs qui seront utiles pour agir face à la situation rencontrée.

- Troisième voie : « logique de la réflexion sur l'action » : c'est le moment de l'analyse, la rétrospective de l'action. Cette réflexion permet une prise de conscience.

- Quatrième voie : « logique de la réflexion pour l'action ». Cette voie caractérise « les moments de prise de recul » soit de façon individuelle, soit collective. « Il s'agit d'une réflexion anticipatrice de changement quant à l'action ».

- Cinquième voie : « logique de la traduction culturelle par rapport à l'action ». Cette voie correspond aux situations de travail où par exemple un tuteur accompagne un salarié dans la réalisation d'une activité. Le tuteur assure une « fonction de transmission de savoirs ».

- Sixième voie : « logique de l'intégration assimilation ». Il s'agit par cette voie de l'autoformation, lorsque l'individu utilise des ressources, des documents écrits ou visuels, afin de lui permettre l'acquisition de savoirs. Cette voie correspond par exemple aux élèves ou stagiaires qui vont « chercher des savoirs théoriques ou d'action ».

Wittorski (2009) met l'accent sur le fait que l'accompagnement et la formation par alternance ont une place importante dans les voies de la professionnalisation.

Pour lui, les premières voies de professionnalisation correspondent à « une logique de traduction par rapport à l'action » permettant la construction identitaire et l'acquisition, par partage, de savoirs et de connaissances venant d'un tiers. Les autres voies relèvent « d'une logique de la réflexion-action, propice au développement de compétences mentalisées ».

D'un point de vue historique nous pouvons distinguer la formation et la formation sur le tas. Pour Wittorski (2009) le tutorat est une des formes d'accompagnement idéal. Il trouve ses origines dans le compagnonnage. Ce type d'accompagnement permet une articulation entre « l'organisme de formation et l'entreprise ».

Le tutorat favorise la transmission des pratiques professionnelles « depuis des salariés expérimentés vers des stagiaires en formation ». Mais cela peut également préparer les changements dans les organisations.

Il explique également que le tutorat peut être utilisé pour « favoriser la mobilité professionnelle », à savoir se servir des compétences jugées utiles pour d'autres postes de travail.

Afin de poursuivre notre réflexion, voyons maintenant le tutorat, voie de professionnalisation permettant la transmission du savoir.

3.2 Le tutorat

Qu'est-ce que le tutorat ?

Nous définirons tout d'abord le tutorat à l'aide du dictionnaire de la langue française. le tutorat est la « *qualité, fonction de tuteur* ». Le mot tuteur vient de la racine latine « tueri » qui signifie protéger, garder. Un tuteur est « un enseignant qui suit, assiste et conseille particulièrement un élève ou un groupe d'élèves ».

Pour Delasalle et Martin (2014, p.145) le tutorat est « un dispositif de formation par lequel une personne experte accompagne une personne débutante sur un poste de travail ».

Origine du concept.

C'est aux alentours du XIIème siècle avant Jésus Christ que les premières formes de tutorat apparaissent et se développent. Dans la Grèce antique le tuteur était choisi parmi les prêtres. Ces prêtres étaient des précepteurs, ils participaient à l'éducation de l'enfant. De nos jours, le tutorat est une pratique en formation et dans l'éducation. Il se développe dans la formation professionnelle. Ceci peut s'expliquer par l'« individualisation des parcours, l'orientation des formations vers l'acquisition des compétences, le développement des formations par alternance » (Menaut, 2013, p. 106-107).

Barbier (1996), cité par Menaut (2013, p. 106), définit le tutorat comme « *l'ensemble des activités mises en œuvre par des professionnels en situation de travail, en vue de contribuer à la production ou à la transformation de compétences professionnelles* ». Il peut se définir comme une relation d'aide entre deux personnes.

Une classification de la pratique tutorale fut mise en œuvre. Boru (cité par Menaut, 2013, p.67), distingue trois formes de tutorat :

- Le tutorat spontané : ce type de tutorat est présent dans tous les milieux professionnels. Les pratiques tutorales sont informelles dans la plupart des cas. Le tuteur n'est pas identifié.

- Le tutorat institué : il existe un cadre législatif, les attentes sont formalisées. Le tuteur est désigné.

- Le tutorat organisé : ce type de tutorat a les mêmes caractéristiques que le tutorat institué avec en plus une réflexion sur les moyens nécessaires pour accompagner la personne.

Le tuteur doit avoir la fonction de facilitateur. Pour Paul (2002, p.43-56) « *l'essentiel pour le tuteur, consiste à aider un jeune à se familiariser et à se former au travers d'une expérience...* » Grâce à lui la personne pourra réfléchir, analyser, comprendre.

Les différentes formes de tutorat

Barnier (2001, p. 225), propose trois formes de tutorat en fonction de leur finalité.

Le tutorat d'insertion : il s'adresse aux individus rencontrant des difficultés d'insertion. L'objectif est de rechercher « *une forme d'employabilité* » pouvant rendre l'insertion possible.

Le tutorat de qualification : caractéristique de la formation par alternance. Le tuteur est un partenaire à part entière. Ce tutorat vise à se servir des situations de travail pour permettre d'optimiser les compétences.

Le tutorat de développement : cette forme de tutorat recherche la flexibilité de l'individu.

Les dimensions du tutorat

Wittorski (2009) met en évidence les différentes dimensions de tutorat :

- Le tutorat de « *reproduction de pratiques* », c'est-à-dire la transmission de façons de faire qui existent déjà.
- Le tutorat par questionnement. Ce questionnement doit induire de nouvelles façons de faire.
- Une formalisation du tutorat. Cette dimension nécessite de définir les rôles de chacun, de structurer la fonction tutorale.
- Une formation pour les tuteurs. L'objectif étant de préparer les tuteurs à leurs rôles.
- La dernière dimension consiste à la mise en place de moyens, de moments et de lieux qui vont permettre aux tuteurs « de réfléchir sur leurs pratiques.

Suné (2016) précise que l'inscription *dans une démarche de tuteur, cela implique* le fait d'avoir des capacités de questionnement tout en prenant une distance sur sa propre pratique.

Une relation de communication s'établit entre deux personnes, en partageant une situation professionnelle. Le tutorat permet un accompagnement pédagogique se développant à travers des situations de travail réelles (Suné, 2016).

Les fonctions attribuées au tuteur

Barnier reprend les travaux de Boru et Leborgne (cité par Menaut, 2013, p. 106), sept fonctions sont attribuées au tuteur :

- L'accueil
- L'intégration du stagiaire
- La validation de son projet d'apprentissage et professionnel
- L'acquisition des compétences qui va permettre la qualification

- La socialisation au travail qui se fera par la transmission de savoir être
- La validation des acquis
- L'aide à l'insertion dans l'emploi.

Le tuteur a donc une double mission, celle de la transmission mais également la socialisation.

Barnier (2001) met l'accent sur le fait que la socialisation joue un rôle important dans le tutorat. Un travail a été réalisé par Lippitt (cité par Barnier 2001, p. 225), précisant que la « *socialisation concerne autant les tuteurs que les tutorés* ». A travers le tutorat les élèves trouvent leur place dans le groupe, dans l'équipe. Il remarque la dimension socio affective dans le rôle du tuteur. Par ailleurs cette dimension a un impact sur leur propre comportement.

Trois principes sont mis en évidence et constituent la base du tutorat.

- « Le vecteur de la socialisation « passant par une imitation des « plus grands » élèves par « les plus jeunes ».
- Le tutorat permettant aux tuteurs d'être en position socialement valorisante.
- Le replacement de la question du rapport au savoir dans le cadre de relations humaines directes (Barnier, 2001, p. 225).

La formation par alternance « représente le socle pédagogique de l'apprentissage » (Suné 2016) des élèves aides-soignants. Le stage est réalisé dans une structure de soins ou lieux de vie. Ce temps va permettre à l'élève de se confronter avec la réalité du terrain. Il est donc important d'accompagner les élèves dans la construction de leur projet. Le tutorat semble être un accompagnement permettant de se professionnaliser. Chaque personne se construit une identité. L'identité « se redécouvre et se refaçonne de façon continuelle » (White 2011 cité par Suné 2016, p. 100).

Faisons une petite escale

Notre recherche nous a permis d'étudier différents concepts et de mettre en évidence des éléments importants pour l'avancée de notre travail. Il a fallu attendre l'arrêté d'octobre 2005 pour avoir une définition du métier aide-soignant. L'étude historique des aides-soignants nous montre les difficultés pour ceux-ci à trouver leur place. Les représentations du métier aide-soignant sont parfois négatives. Tantôt personnel invisible, tantôt exécutant du « sale boulot », ils naviguent entre ce qu'ils ont le droit de faire et ce que les infirmières leur laissent faire, les cantonnant parfois en grande partie à la seule réalisation de soins d'hygiène. Du métier considéré comme invisible à la professionnalisation, un grand pas reste à franchir. La professionnalisation a toujours une dimension collective. On ne peut parler de professionnalisation sans évoquer la reconnaissance notamment celle des compétences. Nous avons vu que les compétences de l'aide-soignant évoluent et s'inscrivent dans le cadre d'une approche globale de la personne soignée. Elles sont définies au regard des textes réglementaires mais ils n'ont pas de décret de compétences. Contrairement à l'infirmière, l'aide-soignant n'a pas de rôle propre, il exerce sous la responsabilité de celle-ci. Comme nous l'avons vu, l'identité professionnelle se construit et n'est pas figée. Elle évolue en fonction de chacun et en fonction de la relation avec autrui. La reconnaissance est un pilier de cette construction identitaire. Or, la reconnaissance de l'aide-soignant n'est pas forcément présente. Un des pôles de la professionnalisation est donc « fracturé ». Un accompagnement dans ce type de formation par alternance permet d'avancer sur la voie de professionnalisation. Il a été mis en évidence que le tutorat est une des formes d'accompagnement idéal par l'implication de plusieurs acteurs. Au stade de la recherche nous nous posons la question suivante :

En quoi le tutorat peut-il favoriser la construction de l'identité professionnelle ?

CHAPITRE 3
Des concepts à la réalité de terrain, à la rencontre des co-chercheurs !

Cœur de la recherche, voici le moment de réaliser une enquête auprès des professionnels de terrain. La méthode utilisée repose sur la théorie ancrée. Cette méthodologie de recherche nécessite l'utilisation de la méthode qualitative. Les professionnels participant à cette recherche deviennent les co chercheurs considérés comme les co auteurs. L'enquête a permis la rencontre de 26 professionnels de santé. Nous avons donc rencontré dix-sept aides-soignants et neuf infirmières. Nous proposerons au lecteur de prendre connaissance des thématiques mises en évidence dans une analyse minutieuse. Rappelons la question posée aux professionnels de santé « Pourriez-vous me parler du métier de l'aide-soignant, de la formation aide-soignante et de sa fonction dans une équipe de soins ? »

Nous avions réalisé une analyse individuelle de chaque entretien, suivi d'une analyse transversale pour chaque établissement de santé. L'analyse transversale consistait à regrouper l'ensemble des analyses individuelles et d'en dégager un sens général et de garder un fil conducteur.

Afin de faciliter la lecture de cette analyse aux lecteurs, la présentation a été modifiée. La présentation de l'analyse est proposée par thématique.

Cette démarche nous a permis de théoriser. Pour respecter l'anonymat du co-chercheur un prénom fictif lui a été attribué.

La disponibilité des co-chercheurs est la première idée qui nous vient à l'esprit. Ceci nous a permis de réaliser les entretiens dans de bonnes conditions. Les aides-soignants et infirmières se sont organisés afin de pouvoir se rendre disponible pour réaliser l'entretien. Des imprévus sont venus se greffer parfois, reportant le rendez-vous programmé. Cependant une grande disponibilité est à retenir malgré le délai de trois semaines afin d'obtenir l'accord des directeurs de soins. Nous avons eu un désistement mais une autre aide-soignante s'est vite proposée pour la remplacer. Les entretiens se sont déroulés dans des lieux calmes ce qui est important pour le déroulement de l'entretien et la richesse des propos. La méthodologie de la théorie ancrée préconise l'arrêt des entretiens quand il n'y a plus de données à analyser.

Nous nous sommes entretenus avec une aide-soignante dont le parcours a été celui d' arrêter ses études d'infirmier en deuxième année pour demander son diplôme aide-soignant. Ce nouvel élément très intéressant pour notre recherche nous amène à poursuivre l'aventure. Nous avons donc rencontré deux aides-soignants travaillant dans un établissement d'hébergement pour personnes âgées dépendantes.

Lors d'un entretien nous avons rencontré une infirmière ayant suivi sa formation en Belgique. Il aurait été intéressant de s'entretenir avec des aides-soignants formés dans un autre pays, afin de pouvoir comparer. Nous pouvions également choisir de rencontrer des aides-soignants ayant suivi la formation partielle telles des personnes titulaires de baccalauréat professionnel accompagnement, soins et services à la personne (ASSP) et baccalauréat professionnel service aux personnes et aux territoires (SAPAT).

Il aurait été intéressant d'interviewer des personnes ayant obtenu le diplôme d'état aide-soignant par validation des acquis de l'expérience. Le temps ne nous l'a pas permis, le corpus étant déjà important.

L'analyse a permis de mettre en évidence les thématiques suivantes : la formation aide-soignante, les compétences aide-soignante, le tutorat, l'accueil de l'apprenant, l'encadrement de l'apprenant , l'analyse de pratique, l'évaluation, les glissements de tâches, les représentations du métier de l'aide-soignant, la reconnaissance du métier aide-soignant, les transmissions, les qualités de l'aide-soignant, le travail en binôme, la motivation des apprenants, l'organisation du service, la place de l'aide-soignant dans l'équipe de soins.

1. La formation aide-soignante

La formation est abordée par les co-chercheurs. Nous avons rencontré des aides-soignants ayant un certificat d'aptitude aux fonctions d'aide-soignant (CAFAS) ou un diplôme professionnel aide-soignant (DPAS). Le certificat d'aptitude aux fonctions d'aide-soignant est remplacé par le diplôme professionnel aide-soignant en 1996. Des co-chercheurs sont titulaires d'un diplôme d'état aide-soignant (DEAS) créé en 2007. Trois aides-soignants ont interrompu la formation infirmière et ont fait la demande du diplôme aide-soignant.

Barbara, aide-soignante travaillant dans un service de chirurgie est titulaire du certificat d'aptitude d'aide-soignant depuis 1982. Barbara exerce depuis 37 ans le métier d'aide-soignant. Elle commence l'entretien par des notions sur la formation aide-soignante et se remémore le déroulement de sa formation qui a eu lieu dans son propre établissement en 1981. Barbara relate sa propre formation, elle explique que la formation a eu lieu sur un site de l'établissement dans lequel elle a travaillé en tant qu'agent de service hospitalier. *« Cela durait 1 an c'est encore comme maintenant »*. Barbara trouve que le fait d'avoir travaillé avant la formation la rendait plus facile, *« on savait déjà un petit peu au niveau des stages, comment cela se passait il y avait moins d'appréhension »*. La formation se déroulait par alternance, elle se remémore ses stages qui avaient lieu dans des services parfois difficiles au vu des patients accueillis. Ces propos nous le *montrent « ce n'était pas toujours évident non plus mais je pense que c'était moins compliqué. Et on savait à quoi s'attendre »*. Barbara pense aux personnes en formation qui ne connaissent pas le milieu hospitalier.

Ces explications concernant sa propre formation montrent que le fait d'avoir exercé pendant deux ans avant d'intégrer la formation aide-soignante permet une connaissance des lieux de stage *« bon après si on était embauchée, on avait un questionnaire, on savait déjà à quoi s'attendre. On savait que c'étaient des personnes âgées, que c'étaient des personnes dépendantes... ».*

Barbara évoque qu'aujourd'hui la réalisation d'un stage avant de « passer le *concours permettrait une connaissance du milieu hospitalier et au candidat de savoir à quoi s'attendre ».* Barbara n'a pas connaissance du programme de formation elle pense que c'est « *un peu plus poussé ».*

Suzanne, aide-soignante depuis 1994 travaille dans un service de rééducation réadaptation. Suzanne explique sa propre formation disant qu'il y avait beaucoup d'évaluation. Elle dit « c'était l'époque, beaucoup plus de pratiques, qu'aujourd'hui ça manque ça, en fait ».
Elle se remémore le déroulement *« nous on allait déjà à l'école tous les mardis, mais bon c'est différent maintenant... », « et les stages, ils étaient beaucoup plus longs ».* Elle évoque la visite des formateurs pendant les stages « ils passaient régulièrement même sans prévenir... ». Elle remarque qu'elle a appris des actes comme la pose de bandes de contention « *tout ça nous on le faisait que là les élèves ne le font plus ».*

Pour Ines, aide-soignante auprès de la personne âgée, le programme de formation semble peu connu « *il y a beaucoup de modules maintenant, ils parlent beaucoup de modules donc, moi je n'avais pas fait tout* ça ». Ines a obtenu son certificat d'aptitude aux fonctions d'aide-soignant (CAFAS) en 1989. L'aide-soignante a réalisé toute sa carrière dans les services accueillant des personnes âgées.

Karen, aide-soignante en soins palliatifs, a obtenu son diplôme professionnel aide-soignante en 2001. Karen évoque sa formation « *il y a tout ce qui est théorie, sur l'hygiène, les pathos mais ce n'est pas comme pour les infirmières...* ». Karen nous parle de ses stages en maison d'accueil spécialisée, dans un service de pédiatrie, en stérilisation. Elle pense que la formation a changé depuis son diplôme, elle exerce depuis dix-huit ans. *« ... maintenant ils ne parlent plus de modules, ils parlent de compétences, mais sinon dans l'ensemble c'est toujours un peu la même formation que l'on a eue, avec quelques petites choses qu'ils ont en plus que nous ne faisions pas forcément »*. Elle sait que certains actes relèvent des compétences aides-soignantes. Karen cite comme exemple la prise de la tension artérielle, « *ils ont plus de soins qui sont destinés aux infirmières maintenant... »*.

Karen a relevé une différence d'encadrement lors de ses stages *« il y a des stages où ça se passe très bien, on est bien intégré, on est bien encadré, et il y a des stages où on est carrément mis à l'écart »*. Elle met en évidence l'importance du travail d'équipe et le travail réalisé parfois en binôme lors de la réalisation de soins comme les pansements. Le rôle de l'aide-soignant est important dans l'observation du patient sur le plan physique et psychologique, permettant parfois de détecter un changement de comportement, un problème cutané, savoir si le patient va bien.

Rencontrons Corine, aide-soignante dans un service de rééducation, réadaptation. Corine a obtenu son diplôme professionnel aide-soignant en 2003. Corine explique sa propre formation d'une durée de douze mois. Pendant cette formation elle a *« vraiment beaucoup appris »*. Elle a réalisé ses stages dans le même établissement auprès de patients hémiplégiques, tétraplégiques et dans un service de chirurgie. Corine ajoute que ces stages lui ont permis d'acquérir des règles d'hygiène et des notions sur certains soins comme les pansements réalisés avec les infirmières. Les spécificités des services lui ont permis d'acquérir des notions sur l'ergonomie. Elle ajoute qu'avant *« on disait modules mais maintenant ils disent compétences »*. Elle ne connait pas bien le programme de formation par compétences, mais sait la durée de la formation à savoir dix mois.

Constance relate son propre vécu pendant son année de formation. Le fait de reprendre des études fut pour elle important et « *un rebondissement* ». Elle a pris connaissance du métier lors des stages effectués lors de son année de brevet d'études professionnelles (BEP). Constance a obtenu son diplôme professionnel aide-soignant en 2001. Elle est aide-soignante dans un service de soins de suite rééducation Ce métier lui tenait à cœur, reprendre des études lui a demandé un investissement personnel, une reprise de confiance. Constance retrace les stages effectués pendant sa formation dans divers secteurs d'activités :la crèche, la médecine, la chirurgie, et un service de rééducation accueillant des patients amputés. Elle évoque l'alternance « *six semaines de stage, six semaines à l'école* ». Elle déplore parfois le manque d'encadrement pendant ses stages.

Nadia quant à elle, a obtenu son diplôme d'état aide-soignant en 2008.Nadia évoque son parcours et son expérience professionnelle dans des services spécifiques comme la cardiologie et les soins intensifs. L'aide-soignante insiste sur l'importance de l'alternance. « *Ils apprennent beaucoup ici en stage et ils nous disent, à l'école on n'a pas vu ça et du coup on essaye de leur expliquer ...* ». « *Voilà c'est en stage qu'on apprend le plus de toute façon* ».

Léontine trouve que les *« cours comme les stages », « c'était très bien »*. Elle dit avoir eu un bon encadrement, *« toujours été bien encadrée »*. Elle évoque un *« décalage* » entre l'apprentissage à l'institut de formation et *« les services* » l'exemple de la toilette est donnée, en particulier le port de gants pendant la toilette *« normalement les gants c'est que pour la petite toilette* ». Léontine travaille dans un service de médecine. Diplômée depuis 2013, elle a obtenu un diplôme d'état aide-soignant. Léontine rappelle son expérience en tant que stagiaire. Elle se remémore son propre encadrement *« j'avais un référent et j'étais avec mon référent »*.

Myriam met en évidence l'alternance de la formation. Elle précise *« école et stages, les deux »,* 8 modules précisant *« j'avais fait la formation complète* ». Malgré les dix mois de formation l'aide-soignante trouve que la durée de cette formation est courte au regard du contenu : *« condensée, très intéressante, mais c'est vrai la formation est courte. ».* Elle explique que d'avoir un brevet d'étude professionnel sanitaire et social et un baccalauréat sciences médico-social l'ont aidée : avoir des connaissances, « *l'anatomie, le vocabulaire médical...* » permet de mieux appréhender la formation. Titulaire d'un diplôme d'état aide-soignant depuis 2008, Myriam travaille dans un service de soins palliatifs. Elle semble éprouver le besoin de nous faire part de son ressenti lors de sa formation. Trouver sa place en tant que stagiaire n'est pas facile, lorsque l'élève a déjà exercé en tant qu'agent de service hospitalier. L'aide-soignante s'*« intègre facilement dans les équipes »*. Pour Myriam, il était important pendant ses stages *« de savoir rester à sa place sans trop déborder »*. Il peut y avoir des différences selon le lieu de stage *« il y a des stages on nous met mal à l'aise. »* L'encadrement peut être différent d'un service à l'autre, des équipes n'ont *« pas forcément envie de s'occuper des stagiaires, on n'a pas forcément le temps, et c'est plus compliqué pour nous de trouver notre place. »*. Elle évoque également des difficultés d'intégration en secteur psychiatrique. Elle ajoute *« mais heureusement le cadre a été bienveillant et m'a rassurée régulièrement. Moi j'ai eu de la chance apparemment »*. Elle pense que son comportement lors de ses stages lui a permis de trouver sa place au sein des équipes

Adèle explique qu'elle est jeune diplômée depuis 2015. Elle travaille dans un service de médecine. Adèle affirme qu'elle n'a pas rencontré de difficultés, ayant un baccalauréat sciences médico-sociales. Le fait d'avoir travaillé avant sa formation a entrainé des difficultés pour trouver sa place *« j'essayais de prendre quelques initiatives mais je ne pouvais pas en prendre de trop non plus »*. Elle explique l'alternance pendant sa formation, six stages d'une durée d'un mois alternés de « *cours* » théoriques.

Gauthier a également obtenu son diplôme d'état aide-soignant en 2015. Gauthier travaille dans un service qui accueille des patients en état végétatif chronique. L'aide-soignant commence l'entretien en expliquant son cursus professionnel et son évolution de carrière. Il travaillait auparavant comme agent de service hospitalier. Lors de sa formation Gauthier a apprécié le module 6 « *l'hygiène des locaux* ». Etant agent de service hospitalier il avait des notions de bio nettoyage. Il évoque que ce fut une aide pour lui. Il dit que sa formation « *est passée très vite* » mais était « *intense* ». Il donne un exemple de module qui lui a paru difficile, « *le module 2 tout ce qui est biologie tout ça nous c'était 15 jours pour tout assimiler* ». L'alternance théorie, stage a fait que « la formation passe vite ». Gauthier énumère ses différents lieux de stages en insistant sur les stages réalisés en milieu hospitalier, lui permettant l'acquisition de compétences.

Benoit travaille dans un service de neurologie. Il a obtenu son diplôme d'état en 2010. Benoit explique son année de formation qu'il a trouvée intéressante et valorisante. Il ajoute « *intéressant parce que l'on apprend beaucoup de choses...* ». Il explique que la formation permet la découverte du métier en alternant théorie et stage. Pour lui, les stages ont permis de découvrir différentes approches de la personne soignée dans différentes unités de soins. Il explique qu'il existe un écart entre la théorie et la pratique. « On est très bien formé au niveau théorie et ce qu'on s'aperçoit c'est que lorsque l'on rentre dans le monde du travail, en fait cela ne se passe pas du tout comme cela... ». Il confie que le temps auprès des patients pour la réalisation des soins n'est pas le même. Les élèves ont le temps « *de les chouchouter, de s'occuper d'eux* ».

Nous avons eu l'opportunité de rencontrer trois aides-soignants ayant obtenu le diplôme d'aide-soignant après l'arrêt de leur formation infirmière. Rencontre avec Rachel qui travaille dans un service de soins de suite rééducation. Elle a obtenu son diplôme d'aide-soignant en 2004 après avoir interrompu sa formation infirmière en deuxième année. Elle est titulaire du diplôme professionnel aide-soignant. Elle évoque son arrêt de formation infirmière nous confiant des éléments importants de sa vie. Rachel a connaissance du programme de formation.

Baptiste est aide-soignant depuis 2017. Il travaille dans un établissement d'hébergement pour personne âgée. L'aide-soignant nous explique son choix d'arrêt de formation infirmier. Après une année de faculté de médecine, une année de faculté de biologie, il décide de s'inscrire au concours infirmier. Intéressé par le métier aide-soignant, la proximité avec la personne soignée et le relationnel il décide d'arrêter sa formation en deuxième année.

Pour Baptiste la formation aide-soignante est peu connue, il précise *« je ne pourrais pas trop vous en parler ayant plutôt fait celle infirmier, elles sont quand même différentes… »*. Cependant il cite l'observation clinique, l'anatomie, la pharmacologie, l'accompagnement.

Anthony a également choisi le métier aide-soignant. Il travaille également en établissement d'hébergement pour personnes âgées dépendantes. Il a obtenu le diplôme aide-soignant en 2015 après l'arrêt de sa formation infirmier. Anthony dit *« en ayant acquis la première année d'école d'infirmière on a l'équivalence aide-soignant »*. Il trouve *« qu'il n'a pas appris tant de choses que ça après on apprend beaucoup la psychologie, l'anthropologie après les calculs de doses tout ça mais en tant qu'aide-soignant, on ne pose pas de perfusions on ne fait pas d'injections »*.

Est-ce que les co-chercheurs infirmières ont connaissance de la formation aide-soignante ?

Partons à la rencontre de Marion, infirmière en chirurgie. Marion a obtenu son diplôme d'état d'infirmière en 2017. Marion ne connait pas précisément le programme de formation aide-soignante. Ses propos nous le montrent *« après malheureusement je ne saurais pas vous dire si elles apprennent ça à l'école, vraiment totalement de quoi est faite la formation… »*.Marion ayant travaillé pendant ses années de formation en établissement d'hébergement pour personnes âgées dépendantes en qualité d'aide-soignante a une expérience du métier .Pour elle « au début de l'école d'infirmière on se forme à être aide-soignant, puisque ce n'est pas inné… » cette phrase montre l'importance d'être formé, elle ajoute « j'ai eu la chance d'en avoir un aperçu grâce à la formation infirmière ». L'infirmière a un peu de connaissances sur le déroulement de la formation aide-soignante, la durée *« elle dure dix mois »*, *« c'est fait de beaucoup de stages »*. C'est la rencontre d'élèves aides-soignants pendant ses stages qui lui ont permis d'avoir ces notions. L'alternance de cette formation est connue *« ils ont des cours, et je sais qu'on apprend déjà un peu tout ce qui est pratique, ils ont des cours qui vont maintenant jusqu'à des démarches de soin, les traitements, les pathologies, mettre tout en lien, ce qu'on fait nous niveau infirmière en fin de compte »*, pour elle les stages sont nombreux.

Evelyne infirmière dans un service de médecine, a obtenu son diplôme d'infirmière en 2008 en Belgique. Evelyne ayant fait ses études en Belgique, explique que ses stages lui ont permis de voir un fonctionnement autre que celui de son service. Les aides-soignants sont moins nombreux, *« les infirmiers assurent leur rôle propre. On fait aussi bien les toilettes que le nursing »*.

Elle précise « il va en avoir beaucoup moins parce qu'ils n'étaient pas du tout dans cette politique-là. Il y a un moment ils avaient énormément d'aides-soignants, très peu d'infirmiers, ils ont passé des aides-soignants infirmiers qui faisaient fonction depuis des années ils les ont qualifiés d'infirmiers ». Sans diplôme infirmier des « aides-soignants » faisaient des soins infirmiers par exemple des pansements, *« c'étaient des personnes qui étaient quasiment à la retraite donc on les envoyait tout doucement vers la retraite. Et c'est vrai que la plupart des services tournent quand même beaucoup avec énormément d'infirmiers et très peu d'aides-soignants »*. Evelyne prend en soins le patient dans sa globalité. Il y avait *« quasiment 80% d'infirmiers pour 20% d'aides-soins. »*. Dès son arrivée dans le service, l'infirmière ayant un modèle de prise en charge évoque des difficultés, elle trouvait que *« c'était hyper cloisonné : infirmière d'un côté, aide-soignante de l'autre »*.

L'infirmière connaît le programme de formation car un membre de sa famille a suivi la formation, elle explique que *« c'est une formation avec des modules, qui alterne stages et cours théoriques, avec aussi des mises en situation professionnelle ça je m'en souviens, elle était stressée pour les mises en situation professionnelle »*. Elle trouve que cette formation est intense *« c'était quand même pas mal poussé sur certaines choses »*.

« Tout ce qui est la réanimation, même la prise en charge. Il y a des choses je me suis dit « mince ! » les cours théoriques sont quand même assez poussés...la pudeur, il faut savoir respecter la pudeur de l'autre », Ces avis nous montrent que la place de l'aide-soignant est primordiale dans une équipe de soins.

Alice infirmière en neurologie, a obtenu son diplôme d'infirmière en 2004. Alice pense que la formation se déroule sur un an, alternant *« le terrain avec des stages et des cours à l'institut de formation ».*

Elle n'a pas connaissance du référentiel de formation aide-soignant. Elle a demandé la formation encadrement pour les étudiants infirmiers. Alice souhaite réactualiser ses connaissances « les méthodes de travail ont tellement changé ... ». Elle fait la différence entre les nouveaux diplômés et *« les anciens »*. Elle évoque la réalisation de changement de canule par les aides-soignants. La charge de travail, le changement de quatorze canules, faisait que l'infirmière demandait aux aides-soignants de l'aide.

Rencontre avec Brigitte infirmière en rééducation. Brigitte a obtenu son diplôme infirmier en 1983, elle évoque le déroulement de la formation en disant « *c'est un an avec de la théorie et des stages pratiques. »*

Océane, infirmière depuis 2005 travaille en rééducation réadaptation. Océane a quelques notions concernant la durée de la formation, elle ajoute « *on conjugue cours à l'école et stages de pratiques avec à la fin un examen final, sans mémoire, avec une mise en pratique professionnelle également à la fin. Et puis les stages, on a la chance d'avoir des étudiants aides-soignants ici ».* Océane n'a pas connaissance du référentiel de compétences. L'infirmière vient de suivre une formation tuteur pour accompagner les étudiants infirmiers.

En revanche, Jeanne, infirmière depuis 2011 dans un service de soins de suite dit connaître plus ou moins la formation « *sur un concours...», « c'est sur une année. Ils ont des stages, ils ont des mises en situation professionnelle, pas de mémoire, enfin je ne crois pas », « Elles ont plusieurs modules et je crois qu'elle a un coût financier ».* Jeanne énumère la biologie, la personne âgée, la gynécologie.

Ce qu'il faut retenir

Chaque aide-soignant est issu d'un programme de formation différent. Les aides-soignants évoquent tous un parcours par alternance. Décrivant des apports théoriques difficiles parfois, faisant référence à l'aide, pour deux d'entre eux, de leurs connaissances scolaires, à savoir un Baccalauréat. Les stages effectués dans différents secteurs d'activités ont permis d'obtenir des connaissances bénéfiques pour leur poste actuel.

Le positionnement en stage n'était pas simple en particulier pour les aides-soignants ayant exercé en tant qu'agent hospitalier avant leur entrée en formation. Certains évoquent un changement dans la formation. Ils évoquent également un décalage entre la théorie et la pratique étant parfois confrontés à la réalité du terrain uniquement à leur prise de fonction.

Par l'alternance de la formation, il a pu découvrir la fonction de l'aide-soignant et acquérir des compétences par la diversité des terrains de stages.

Une infirmière compare la fonction de l'aide-soignant avec celle de la Belgique et met en évidence le décalage entre les deux pays. L'aide-soignant en France semble avoir plus de missions qu'en Belgique.

L'infirmière connaît l'intensité du programme de formation ayant en exemple un proche diplômé depuis peu.

Il semblerait que les infirmières n'ont pas beaucoup de notions sur le contenu du référentiel de formation aide-soignant.

2. Les compétences aides-soignantes

Les compétences aides-soignantes s'inscrivent dans le cadre d'une approche globale de la personne soignée. L'aide-soignant travaille au sein d'une équipe pluri professionnelle.

Léontine dans son discours met en évidence de nombreuses compétences. Rappelons que Léontine travaille dans un service de médecine. Pour Léontine sa mission est de *« prendre en charge la personne dans sa globalité pour un bien-être physique, moral, psychologique. C'est être toujours présent, être à l'écoute ».* Elle énumère les différents soins qu'elle réalise concernant l'accompagnement des actes de la vie quotidienne dans le respect de l'autonomie du patient. Elle évoque la prise des paramètres vitaux *« ça rentre dans nos compétences de prendre les constantes. Pour le patient c'est quand même beaucoup plus agréable de, surtout quand il souffre, je ne vois pas l'intérêt de le manipuler je ne sais combien de fois »,* elle précise l'intérêt pour le patient. L'aide-soignante connaît son champ de compétences.

Pour Myriam, c'est avant tout « prendre soin de la personne ». Elle évoque l'importance du relationnel, l'écoute, la douceur. Pour elle, un aide-soignant doit « s'inquiéter », « s'interroger. ». Ce n'est pas forcément que « *des soins techniques* » il faut prendre le temps de communiquer avec les patients.

Tout au long de l'entretien, Karen évoque les différentes compétences de l'aide-soignant. Pour elle, l'aide-soignant c'est tout d'abord *« apporter tout ce qui est soins de confort ».* Elle met en avant son rôle dans son service de soins palliatifs, à savoir la prise en charge des familles lors d'un décès, l'accompagnement de la personne en fin de vie « être présent et apporter du réconfort… ». Karen évoque la réalisation de toucher-massage, de l'aromathérapie. Elle met en évidence l'importance du travail d'équipe et le travail réalisé parfois en binôme lors de la réalisation de soins comme les pansements.

Le rôle de l'aide-soignant est important dans l'observation du patient sur le plan physique et psychologique, permettant parfois de détecter un changement de comportement, un problème cutané, savoir si le patient va bien.

Pour Adèle, le métier *« c'est beaucoup de l'accompagnement, un accompagnement de la personne surtout dans les actes de la vie quotidienne, on fait beaucoup de soins de nursing, on peut dire toilette, habillage… ».* Le relationnel a une place importante, l'écoute permettant aux patients « *qu'ils soient bien moralement* ». Elle explique qu'elle travaille en collaboration avec l'infirmière, les médecins, « *les kinés* » pour elle, c'est « *une organisation de travail* ».

Adèle aime le relationnel ces propos nous le montre *« j'aime le côté relationnel avec les gens », « j'aime avoir ce sentiment d'utilité faire quelque chose d'utile… ».*

Pour elle, l'aide-soignante est au plus proche du malade, « *c'est surtout ça nous montre notre fonction, c'est de s'occuper du malade* ». Adèle évoque se sentir bien dans son équipe.

Pour Gauthier, son métier consiste « *à tous les gestes du quotidien par rapport aux patients. Donc les aider pour tout : la toilette…C'est aussi bien l'alimentation que les soins de tous les jours* ». Il explique la réalisation de bain thérapeutique, de toucher massage afin de permettre au patient une détente et un bien être. Ce qui permet une meilleure mobilisation lors de séances de kinésithérapie. Pour une prise en charge de qualité, Gauthier met en avant la prise en charge de la prévention d'escarres, il insiste sur la prévention. Par cet élément il met en évidence le rôle indispensable de l'aide-soignant dans la prévention. Le relationnel prend une place importante pour lui au regard de la spécificité du service « *c'est être à l'écoute du patient. On va dire qu'il y en a certains qui arrivent à communiquer quand même. Sinon oui dans les autres services on est à l'écoute du patient* ». Le travail en binôme est un point important de ce service, permettant à l'aide-soignant une adaptation dans la réalisation des soins. Il ajoute que cela lui permet une analyse de sa pratique « *...on a chacun sa vision des choses en fait* », ce qui permet d'enrichir ses connaissances.

Danny énumère les différentes compétences en lien avec son parcours professionnel. La polyvalence lui a fait rencontrer diverses prises en charges. Elle le met en évidence, dans le service de médecine accueil de jour *« il n'y avait pas suffisamment de soins de nursing pour moi tout dépend de ce que l'on recherche dans son métier »,* pour elle la relation avec le patient était minime car « *ce n'étaient jamais des grandes toilettes* ». Les patients étant autonomes, l'aide-soignante ne se sentait pas utile. La place de l'infirmière était plus présente auprès du patient *« on ne nous impliquait pas dans les températures, les tensions on ne nous impliquait pas ... »*

Dans son service actuel la prise en soins est globale : les soins d'hygiène et de confort, le relationnel est important pour l'aide-soignante. Elle aborde un souci qu'elle a rencontré avec un patient lors de la réalisation d'un soin. Le patient du fait de sa pathologie est devenu agressif, l'expérience de l'aide-soignante lui a permis de gérer cette situation. Cependant l'infirmière présente lors du soin dit que c'est grâce à son intervention, ce qui n'est pas de l'avis de l'aide-soignante.

Suzanne nous donne les compétences de l'aide-soignante *« c'est-à-dire la toilette, tout ce qui concerne les soins apportés auprès du patient au niveau toilette, habillage ».* Le respect de l'autonomie a une place importante dans la réalisation des actes de la vie quotidienne.

Le rôle éducatif de l'aide-soignant est une compétence importante dans ce service. La spécificité du service fait que Suzanne peut être amenée à exercer des soins qui ne font pas partie de son champ de compétences. Le service reçoit des patients pour une prise en charge spécifique. L'aide-soignante nous explique son rôle pour le retrait de l'appareillage au moment du coucher et la pose au moment du lever. Elle ajoute « *on continue, ce qu'ils apprennent en bas. Donc voilà, on leur ré - apprend, c'est l'apprentissage du quotidien* », elle explique que la continuité des soins est réalisée par l'aide-soignant après la séance de kiné. Une formation a donc été faite par *« l'appareilleur et le chef kiné »*. Elle explique le contenu de cette formation spécifique. Une connaissance des différents appareillages est nécessaire. Suzanne déplore le manque d'informations des kinésithérapeutes, une concertation en équipe permet de trouver la solution, elle ajoute que *« c'est vraiment une équipe »* Elle souhaiterait une réactualisation des connaissances au regard de l'évolution des appareillages.

Rachel tout au long de l'entretien évoque les compétences aides-soignantes, le relationnel a une place importante dans la prise en charge de la personne soignée, *« je vais avouer que dans ce service j'accorde énormément de place au relationnel ..., c'est très important… »*. Elle ajoute que le patient se confie aux aides-soignants. Il joue un rôle important dans l'éducation de la personne soignée, le service accueillant des patients porteurs d'une prothèse de hanche ou d'épaule. La réalisation des gestes de la vie quotidienne est également mise en évidence.

Constance met en évidence à plusieurs reprises la compétence relationnelle. Pour elle son *« rôle premier »* c'est la communication. Elle appuie sa pensée par cette phrase *« surtout que c'est nous l'aide-soignant qu'il voit le plus dans la journée, sur le poste tout du moins. »*

Baptiste évoque certaines compétences, tout d'abord la compétence relationnelle. Pour lui il a la chance d'avoir une proximité avec le résident, qui lui permet un accompagnement de qualité, une écoute, une observation précise. Puis le sens de l'observation, il dit *« en fonction de la connaissance de la personne on va peut-être voir des choses qui auraient échappé à d'autres, et je pense comme on peut le voir dans certains cas selon les résidents, ils vont peut-être préférer nous voir arriver nous que l'infirmier »*. Il précise que l'aide-soignant est sous la responsabilité de l'infirmière, il travaille en collaboration avec elle.

Il donne des exemples concernant l'aide pour la réalisation de certains soins, la prise de sang, les perfusions. Il ajoute que l'aide-soignant peut apporter *« une présence apaisante, qui va peut-être plus facilement rassurer quand même selon les situations. »*.

Les transmissions sont pour l'aide-soignant très importantes. Il explique qu'il peut transmettre un changement de comportement étant au plus près du résident. Il aborde également l'accompagnement lors de la toilette, pour les repas en respectant l'autonomie du résident.

Anthony, évoque en priorité la prise en soins du résident, soucieux de maintenir leur autonomie dans « *les difficultés de la vie quotidienne.* » il énumère la toilette, les capiluves, les pédiluves, la prise des paramètres vitaux, les troubles de la déglutition, la connaissance des différentes textures. Il conclut en disant *« il y a beaucoup de choses ... »*. Le relationnel avec les résidents a une place importante pour l'aide-soignant. L'aide à la prise des médicaments est mise en évidence par l'aide-soignant, il précise que les médicaments sont préparés dans les piluliers par l'infirmière, il participe à la distribution et à la prise. Pour lui la connaissance des médicaments et les effets indésirables sont importants afin de transmettre au plus vite en cas de problème.

Ines, aide-soignante auprès de la personne âgée, met en avant les soins quotidiens qu'elle prodigue auprès des résidents, elle précise la toilette, la réfection de lit, « *tous les actes quotidiens* ». Elle ajoute « *donner à manger, distribuer le repas, le goûter, le coucher »*, l'environnement du résident a aussi une importance pour l'aide-soignante. Elle évoque le relationnel trouvant que dans la structure le manque de temps a un impact sur la communication auprès des résidents. La surveillance alimentaire et hydrique, la surveillance cutanée, la prise des températures font partie des actes quotidiens pour l'aide-soignant. La notion de prise d'initiatives est présente « *les préventions d'escarres bon ça on n'attend pas que l'infirmière nous le dise »*.

Parfois Ines énumère d'autres actes relevant de la compétence infirmière par exemple *« mettre un microlax ® »*.

Un besoin d'évoluer dans leurs carrières professionnelles, réactualiser leurs compétences est parfois présents dans le discours des co-chercheurs. Léontine suit actuellement une formation concernant les soins palliatifs plus précisément un diplôme universitaire de soins palliatifs. Elle a également bénéficié d'une formation sur l'accueil des patients en cancérologie.

Benoit a envie d'évoluer, *« envie d'apprendre beaucoup de choses... »*. Il a participé à plusieurs formations : la prise en charge de la douleur, la prévention des troubles musculo squelettiques. Il a fait la demande pour la formation sur les troubles de la déglutition. Afin d'évoluer dans sa carrière l'aide-soignant a demandé un changement de service. Benoit souhaite travailler dans un service de chirurgie, afin d'approfondir ses connaissances et de réaliser plus de soins techniques. Etant en contact avec des personnes ayant des troubles neurologiques la communication verbale est parfois impossible, *« je voudrais personnellement m'enrichir aussi, davantage en conversant avec les patients pour créer un échange... », « c'est ça qui manque la communication, communiquer plus et bien sûr découvrir d'autres soins »*. Son projet professionnel est de devenir infirmier, Benoit vient d'obtenir son concours, il est en attente d'un financement. Il dit qu'il souhaite évoluer, *« être pris en considération être valorisé comme je le souhaite depuis plusieurs années »*.

Danny a fait la demande de la formation gestes d'urgence afin de réactualiser ses connaissances. Elle évoque le fait que la polyvalence lui a apporté des connaissances *« je continue encore à apprendre, toujours en demande de comprendre les choses »*. Elle ajoute *« le fait d'avoir été polyvalente cela m'a apporté des expériences, j'ai vu différentes façons de travailler au niveau aide-soignant »*. Elle souhaite également s'inscrire dans une formation *« comment gérer une crise chez un patient agressif »* en relation avec les patients accueillis dans le service de neurologie.

Nadège est inscrite à une formation afin de réactualiser ses compétences concernant les gestes d'urgence, elle a également bénéficié d'une formation sur l'ergonomie.

Karen explique qu'elle souhaite changer d'orientation professionnelle. Elle l'évoque à plusieurs reprises pendant l'entretien. Elle nous donne sa représentation du métier aide-soignant, « c'est un métier difficile physiquement et psychologiquement ».

Les compétences aides-soignantes vues par les infirmières.

Infirmière auprès de la personne âgée, diplômée en 1989, Solène évoque l'administration des médicaments dans un établissement d'hébergement pour personne âgée dépendante. L'administration des médicaments est réalisée par les aides-soignants : « *le matin il y a une aide-soins qui est aux petits déjeuners, donc c'est elle qui donne les médicaments* ». Explique qu'elles ont bénéficié d'une « *micro-formation* ». L'infirmière a eu une formation sur la gestion des risques plus exactement « *la sécurité des médicaments* », elle pense qu'un travail doit être réalisé au plus vite. Elle explique que des semainiers sont préparés par l'infirmière, « *à chaque distribution les médicaments doivent être vérifiés...* », une traçabilité est prévue dès l'administration du médicament effectuée. Solène n'a pas la connaissance du programme de formation aide-soignante. Elle dit ne pas encadrer d'élèves. Elle précise « *Ce sont les aides-soins* ». Les aides-soignants sont tuteurs, mais n'ont pas bénéficié d'une formation. Cependant l'infirmière encadre pour des actes précis comme la tension artérielle, les élèves qui le souhaitent.

Marion infirmière en chirurgie, insiste sur le fait que l'aide-soignant a des compétences « *oui elles ont des compétences, déjà bien sûr les compétences d'accompagnement et d'aide aux réalisations des actes de la vie quotidienne, les connaissances des normes des paramètres vitaux, puisqu'on est ici dans l'aigu dans le post opératoire, anesthésie, on surveille énormément tout ce qui est paramètres vitaux, donc elles savent repérer si un patient n'est pas bien pour nous alerter afin qu'on mette des actions en place. Elles ont les compétences et l'expérience qui les aident à repérer les anomalies, les problèmes, les patients qui ne vont pas bien, elles savent réaliser les actes de premier secours si nécessaire, elles ont également des compétences pour tout ce qui est également la surveillance* ». Ces propos montrent l'importance des compétences aides-soignantes, la place primordiale dans une équipe de soins. La connaissance du patient par l'aide-soignant permet à l'infirmière de connaître l'évolution clinique des patients en post opératoire. Au regard de la spécificité du service elle émet le souhait que l'aide-soignant réalise les glycémies capillaires, ce qui permettrait une meilleure organisation au moment des repas. Quand il y a plusieurs patients diabétiques nécessitant un contrôle glycémique avant le repas il est difficile pour l'infirmière de tout faire avant la distribution des repas. Elle souhaite que l'aide-soignant bénéficie des formations afin de développer ses compétences « *la glycémie capillaire... qu'elles aient peut-être des formations et puis que tout ce qui est pommade, application cutanée, je pense qu'elles sont meilleures que nous sur ça. Puisqu'elles ont plus l'habitude* ».

Marion évoque l'importance du relationnel « *les compétences aides-soignants comme je vous dis, l'accompagnement, le relationnel avec le patient, y a beaucoup de physique mais il y a également du relationnel ...* ».

« *C'est vrai qu'elles sont encadrées par mes collègues aides-soignantes, après quand c'est un peu plus les démarches de soin, médicaments, pathologies, elles aiment bien poser des questions pour comprendre...* ». « *Il y a des anciennes qui vont dire, oui mais on l'a toujours fait* ». Le fait de ne pas connaître le programme de formation, et le référentiel d'activités, les aides-soignants se réfèrent aux élèves pour éviter le dépassement de compétences.

Pour Sabine diplômé infirmière depuis 1985, le travail en binôme est important dans ce service de soins palliatifs. Ses propos montent les compétences aides-soignantes pour l'observation des patients.

Sabine donne comme exemple les problèmes cutanés, la prise en charge de la douleur « *elles ont un rôle vraiment de visu* », elle met en évidence également l'importance des transmissions de l'information concernant l'état de santé et l'approche psychologique des patients « *elle nous apportent des informations assez intéressantes.* » Leurs compétences relationnelles sont indispensables pour les patients accueillis dans ce service. Les aides-soignants apportent à l'infirmière des informations concernant les souhaits des patients « *qu'elles voudraient bien revoir leur famille, que là elles ont des soucis financiers ... comment je fais pour mon linge pour le laver parce que je n'ai pas de famille qui va venir, des choses utiles...* ».

Brigitte, met en avant les « *notions de diététique* » en lien avec la spécificité du service qui accueille des patients diabétiques, de ce fait l'aide-soignant a « *aussi normalement un œil sur les régimes* ». Brigitte énumère les soins réalisés par les aides-soignantes, l'installation au repas, les soins d'hygiène et de confort en insistant sur la notion de respect de l'autonomie des patients.« *La diurèse aussi le matin, les températures, et elles savent qu'elles doivent venir nous trouver s'il y a une température anormale, donc elles doivent connaître les chiffres* ». Elle précise que l'aide-soignant doit reconnaître les signes d'hypoglycémie « *tout au moins déséquilibre de diabète s'il a des sueurs ou qu'il n'est pas comme d'habitude, elles vont venir me trouver* ».« *Et même certaines quand elles ont des petits dons cachés comme mettre des bigoudis, des brushings, tout ça, c'est souvent plus elles qui font ça.* ».

Elle évoque un rôle éducatif important pour la surveillance et la pose de prothèse orthopédique, l'aide-soignant a eu une formation pour cela. Brigitte explique également « *on leur laisse plus de responsabilités. Notamment dans l'évaluation de la douleur...* », « *C'est vrai qu'elles ont été sensibilisées à ça. Elles sont plus précises. Et les connaissances sur les traitements c'est un peu plus nouveau aussi quand même* ». Ces propos montrent le rôle dans la prise en charge d'un patient douloureux. Elles « *assurent la prise des traitements* ». Elle ajoute que quelques aides-soignantes participent à certaines animations. Les aides-soignants peuvent parfois aider l'infirmière dans la réalisation des pansements « *pour maintenir la personne* ».

La compétence relationnelle a également une place importante au sein du service *« au niveau relationnel, chacun de leur soin est entouré de relationnel »*.

La première compétence citée par Océane est celle de l'accompagnement dans les gestes de la vie quotidienne. Pour elle les compétences de l'aide-soignant c'est « l'aide à la toilette, l'aide à la continence ou l'incontinence, l'aide au repas, tout ce qui est éducatif. Je pense notamment à ce qu'on fait ici, dans tout ce qui est actes de la vie quotidienne, notamment pour tout ce qui est mise de la prothèse : ici c'est elles qui éduquent le patient par rapport à l'entretien du bonnet, du manchon, de la mise en place de la prothèse, qui apprennent le patient à faire leurs transferts, qui redonnent l'autonomie au niveau de la toilette .... ».

Elle ajoute la gestion des stocks, commande de pain, de compléments alimentaires, de matériel. L'aide-soignant a un rôle important dans l'éducation du patient, elle ajoute que l'aide-soignant *« complète un petit peu le travail de l'ergothérapeute »*. Jeanne met en évidence la proximité avec le patient, elle dit que son rôle c'est *« un peu cocooner le patient parce que l'infirmière a moins de temps »*. L'aide-soignant par son approche relationnelle a pour l'infirmière *« même un rôle pas de psychologue même si parfois il se confie plus à l'aide-soignante qu'à l'infirmière »*. Le premier soin dont parle l'infirmière pour décrire le rôle de l'aide-soignant est *« la toilette »*.

Ce qu'il faut retenir

En fonction des spécificités des services les compétences sont évoquées. La première citée est l'accompagnement dans les actes de la vie quotidienne, évoquant en premier la toilette. La compétence relationnelle prend sens au vu des patients accueillis dans les services.

Les transmissions de l'information ont une grande place dans la prise en charge des patients. Cela met en évidence le sens de l'observation des aides-soignants. Le respect de l'autonomie est présent ainsi que la notion de bienveillance. Le « prendre soin » semble être la priorité des co-chercheurs.

Elles se considèrent comme « l'aide »de l'infirmière. Pour les infirmières, les aides-soignants sont un maillon fort de l'équipe, indispensable dans la prise en soins du patient, mettant en évidence les sens développés de l'observation du patient et la compétence relationnelle.

Le développement des compétences est souligné par la demande de formation. La formation tutorale est demandée par les aides-soignants. Une aide-soignante souhaite s'inscrire à un diplôme universitaire de soins palliatifs. Pour réactualiser ses connaissances, des formations sont proposées aux aides-soignants, la formation gestes d'urgence, une formation sur la gestion de l'agressivité du patient atteint de troubles cognitifs.

3. Le tutorat

Le tutorat est l'organisation d'un accompagnement entre le tuteur et l'apprenant en milieu professionnel. Le tuteur doit être expérimenté. L'accompagnement de l'apprenant doit faciliter l'acquisition des compétences. Le tutorat est une mission à part entière. Peu de co-chercheurs sont formés au tutorat.

Myriam aide-soignante est formée au tutorat. Elle a bénéficié de cette formation lors de la nouvelle réforme infirmière. Cette formation portait sur l'utilisation du portfolio. Elle retient de cette formation que les étudiants doivent apprendre à analyser leurs pratiques. Ces propos nous le montrent « *les élèves étaient beaucoup à la recherche, étaient maîtres de leur stage* », « *de ne pas leur donner une fiche technique et de leur donner plutôt un fil à suivre. De les aiguiller mais sans leur donner les réponses...* ».

Elle lui a permis également d'avoir des notions sur l'évaluation des compétences. Elle encadre les étudiants infirmiers de première année, les élèves aides-soignants et les élèves ambulanciers. Elle déplore le nombre d'aides-soignants formés au tutorat : elle précise « *on est 3 aides-soins malheureusement dans le même service* ».

Pour Myriam en médecine soins palliatifs, « *tout le monde est capable d'encadrer un élève* » elle motive ses collègues à encadrer les élèves cependant « *on a toujours des collègues qui n'aiment pas, qui ne se sentent pas forcément capables, même s'ils le sont, mais qui ont peur d'apprendre des bêtises ou de dire des choses qui ne sont pas forcément correctes* ». Elle rassure donc ses collègues sur leurs capacités d'encadrement.

Elle ajoute que l'expérience est nécessaire pour encadrer un élève « *quand on sort de l'école on ne peut pas forcément encadrer des élèves. Ce n'est pas possible. Il faut un minimum d'expérience et de recul aussi. On ne peut pas apprendre quelque chose à un élève si on ne sait pas déjà soi-même* ».

Afin d'accompagner au mieux l'élève, l'aide-soignante s'informe très régulièrement des changements du programme de formation, elle dit *« les élèves nous informent, pas mal aussi »*.

L'élève est accompagné par chaque tuteur à tour de rôle pour qu'il ne soit pas toujours avec la même personne. Elle donne l'exemple du premier jour *« celui qui l'accueille essaye de rester au maximum, on les confie à un aide-soignant et on essaye qu'il reste la journée avec cet aide-soignant-là »*.

Karen encadre parfois les élèves. Elle n'est pas tutrice mais dit *« on les encadre aussi parce que les filles ne sont pas toujours là non plus. Donc elles tournent avec nous...* » l'aide -soignante accueille l'élève.

Gauthier explique la spécificité de l'établissement à savoir des aides- soignants sont formés au tutorat et vont dans les services lors des mises en situation professionnelle. L'aide-soignant accompagne l'élève tout au long de son stage, *« on est là pour les démarches, donner notre avis... voilà »*. Il répond donc aux questions des élèves il précise *« on n'hésite pas à faire améliorer ... vraiment bien détailler »*

Il encadre régulièrement des élèves aides-soignants. Il évalue la réalisation de certains soins comme la toilette, il ajoute « *sur tout ce qu'ils ont appris à l'école. »*. Les évaluations, par exemple les mises en situation professionnelle sont réalisées par les référents, les tuteurs.

Benoit aime accompagner, dans l'apprentissage, les élèves. Il dit être *« référent »*. Pour lui sa *« mission c'est de lui apprendre, par rapport aux différentes situations ...au niveau de l'hygiène... la sécurité du patient ...* ». Le référent est désigné par la cadre de santé du service. Une seconde personne prend le relais en l'absence du référent. Benoit n'a pas suivi de formation, il se tient informé de l'évolution des pratiques, il prend comme exemple la démarche clinique.

Danny, aide-soignante depuis 2010 dans un service de neurologie. Danny est titulaire d'un diplôme d'état aide-soignant. Elle explique que le tutorat d'un stagiaire n'est possible qu'après deux ans d'activités dans le service, afin de bien connaître le fonctionnement et la spécificité de celui-ci. Cela permet également d'être membre du jury lors de la mise en situation professionnelle de la compétence 3 : les soins. Elle participe à la réunion d'informations, lui permettant ainsi de connaître les modalités d'évaluation. Danny a fait la demande d'une formation pour réactualiser ses connaissances afin d'apporter aux élèves un meilleur encadrement *« il manque soit une réunion d'informations ou une formation sur ce que l'on attend de nous vis-à-vis de l'élève, ce que l'on doit lui apporter durant sa formation parce qu'il y a des élèves qui ne nous disent pas la même chose ».*

Suzanne n'a pas suivi de formation tuteur. Elle précise *« il y a des tuteurs chez les infirmiers mais pas, chez les aides-soignantes. »*

Un nouveau cadre de santé vient de prendre ses fonctions dans le service. Elle explique que le cadre précédent notait sur le planning en utilisant un code quel aide-soignant était désigné pour l'encadrement du stagiaire. Suzanne demande à l'élève ses consignes de stage.

Rachel a pris connaissance du programme de formation grâce aux élèves accueillis en stage. Elle évoque le portfolio infirmier, Rachel demande des précisions aux étudiants pour utiliser le portfolio le plus sérieusement possible. Le portfolio permet de voir la progression de l'apprenant dans l'acquisition des compétences.

Constance révèle que le programme de formation actuel est moins bien connu, elle évoque un changement dans la pratique, elle demande donc aux aides-soignants récemment diplômés, disant *« je suis un peu perdue moi », « c'est plus dans les soins, il y a certaines pratiques que je ne sais plus... ».* Dès l'arrivée dans le service l'aide-soignante se renseigne sur le parcours de formation *« je leur demande déjà s'ils sont en formation complète ou formation ce qu'on appelle un peu accélérée, partielle* ». Elle stipule qu'elle ne fait pas de différence par rapport à l'élève mais l'approche de l'apprentissage pour elle n'est pas le même pour le stagiaire ayant une expérience, *« quand ce sont des élèves qui ont déjà travaillé que ce soit dans le milieu médical ou pas, je ne sais pas l'approche n'est pas la même. ».* Elle tient à se « *donner à cent pour cent* » lorsqu'elle est nommée référente de l'élève. Cependant selon l'implication de l'élève lors de son stage elle ajoute *« si je vois que ç' est un ou une élève qui arrive les bras tombants et puis qui n'est pas curieux, là non je ne m'investis pas.*

Baptiste se remémore sa participation à l'encadrement des stagiaires aides-soignants lorsqu'il était étudiant infirmier. Il explique que cela lui a permis *« de voir un peu au niveau des modules déjà c'est quand même assez différent. ».*

Des points de convergences sont mis en évidence, par exemple l'alternance *« après c'est pareil ils alternent cours et stages, les matières abordées se rapprochent quand même de ce qu'on peut voir au niveau infirmier, peut-être un petit peu moins poussé dans certains domaines mais plus dans d'autres. »*

L'aide-soignant n'a pas suivi de formation tuteur. Il souhaite demander cette formation, *« je pense demander la formation tuteur, parce que, j'aime bien quand même transmettre ce que j'ai pu apprendre, voir le stagiaire progresser ».*

Anthony n'a pas fait la formation tuteur mais souhaite la réaliser. Il précise qu'il *« aime bien encadrer* ».

Le tutorat et les co-chercheurs infirmières.

Océane infirmière en rééducation se questionne sur son rôle dans l'encadrement du stagiaire « *comment encadrer, qu'est-ce qu'on demande aux étudiants maintenant, comment on remplit les feuilles, les fameuses feuilles qui sont assez complexes quand on ne les connaît pas... ».* L'infirmière vient de suivre une formation tuteur pour accompagner les étudiants infirmiers.

Brigitte précise qu'elle encadre depuis 35 ans principalement des étudiants infirmiers. Elle explique que les élèves ont une référente aide-soignante « *qui va particulièrement s'occuper d'elles* ». Brigitte encadre pour la démarche de soins et réalise un bilan de mi-stage pour connaître le ressenti de l'élève sur son stage. Cependant les référents regardent la démarche clinique et demandent ensuite l'avis de l'infirmière concernant les médicaments, « *par rapport aux traitements, comme maintenant aussi elles doivent quand même connaître* ». L'infirmière propose aux élèves aides-soignants de l'accompagner lors de la réalisation des pansements afin d'approfondir leurs connaissances par rapport à la spécificité du service, elle précise « *voir les pansements de moignons, tout ça* ».

Solène, infirmière auprès de la personne âgée, n'a pas la connaissance du programme de formation aide-soignante. Elle dit ne pas « tutorer » d'élèves. Elle précise « *ce sont les aides-soins* ». Les aides-soignants sont tuteurs, mais n'ont pas bénéficié d'une formation. Cependant l'infirmière encadre pour des actes précis comme la tension artérielle, les élèves qui le souhaitent.

Sabine précise qu'elle encadre les étudiants infirmiers et les aides-soignants encadrent les élèves. Sabine exerce en médecine soins palliatifs. Elle intervient à la demande des aides-soignants pour « *valider* » les soins d'hygiène. Sabine détaille le soin en précisant les critères pris en compte, hygiène des mains, la communication. Une demande est faite également pour un regard sur le recueil de données, la démarche clinique et les médicaments afin de faire les liens avec les pathologies.

Marion, infirmière en chirurgie ne connaît pas précisément le programme de formation aide-soignant. Ses propos nous le montrent « *après malheureusement je ne saurais pas vous dire si elles apprennent ça à l'école, vraiment totalement de quoi est faite la formation...* ». Elle a participé à l'encadrement des stagiaires pour comme elle le dit « *leurs examens de fin* ». Elle a un rôle dans l'acquisition de la démarche clinique elle explique que les aides-soignants qui encadrent l'élève *« passent peut-être plus facilement le relais aux infirmières. C'est pour ça que j'ai été amenée à accompagner tout ce qui est pathologie, traitement, elles en connaissent énormément et elles ne se rendent peut-être pas compte de tout ce qu'elles savent en fin de compte »*.

Cependant elle explique que le fait de ne pas connaître la formation, elle « *ne sait pas jusqu'où il faut aller dans la démarche. Parce que nous on a en tête nos démarches d'infirmières. Il doit y avoir une différence de profondeur dans la réflexion* ». Elle explique aux élèves les différentes pathologies, fait les liens avec la prise en charge et les traitements. Marion précise le rôle de chacun dans l'encadrement du stagiaire « *tout ce qui est pratique c'est vrai qu'elles sont encadrées par mes collègues aides-soignantes, après quand c'est les démarches de soin, médicaments, pathologies, elles aiment bien poser des questions pour comprendre...* ». Elles se réfèrent aux élèves pour éviter le dépassement de compétences.

Ce qu'il faut retenir

Seule une aide-soignante est formée au tutorat. Elle a donc une mission qui semble importante aux yeux des autres aides-soignantes. Certains souhaitent réaliser la formation tutorale. Les autres aides-soignants se disent référents des élèves.

Les référents se servent de leur formation comme modèle de référence. La tutrice se sert également de ses compétences acquises en formation mais met en pratique les connaissances acquises en formation tuteur. Elle souhaiterait motiver ses collègues à faire partie de l'encadrement du stagiaire.

Les infirmières participent à l'apprentissage de la démarche clinique. Elles apportent des précisions sur les traitements, les différentes pathologies rencontrées dans le service. Certains soins spécifiques au service sont montrés aux élèves afin de développer leurs connaissances.

Une infirmière participe parfois à des évaluations formatives. Elle est formée au tutorat pour le référentiel infirmier. Elle connaît plus ou moins le programme aide-soignant. Les deux autres infirmières n'ont pas connaissance du programme aide-soignant.

4. L'accueil de l'apprenant

L'accueil est un moment crucial. C'est la première mission du tuteur ou du réfèrent de stage. L'accueil du stagiaire semble important pour Barbara en chirurgie. Elle donne tout d'abord, au regard de la spécificité de son service à savoir la chirurgie des explications « ... *au départ on ne les laisse pas toutes seules* ». L'aide-soignante est bienveillante et tient compte des prises en soins parfois complexes. En effet le contact avec la personne soignée qui peut s'avérer compliqué. « *C'est vrai que ce sont parfois des petites jeunes de 20 ans, déjà le fait de voir une personne nue ce n'est pas évident non plus, de la toucher c'est encore moins évident* ». Barbara se réfère à son propre vécu en stage. Elle explique donc aux stagiaires *« que c'est normal de paniquer, que c'est normal qu'elles se sentent mal, enfin moi spécialement je leur dis « tu sais moi aussi, le premier stage j'ai pleuré parce que comme vous j'avais 20 ans, je dis ce n'est pas possible, je ne peux pas toucher ces gens-là* ». Le temps parfois et la charge de travail ne permettent pas forcément une écoute pendant le début du stage. Elle le stipule par cette phrase « moi je fais ça, on dit *« écoute aujourd'hui ce n'est vraiment pas le jour, on verra demain...Tu me suis et puis, je t'expliquerai demain ... »*

L'aide-soignante rassure donc les élèves face à la spécificité de la chirurgie « ne t'inquiète pas, *ça va aller, si tu as besoin tu viens me voir, tu ne pars pas toute seule, tu ne fais pas parce qu'il y a plein de choses que tu vas te demander. Pourquoi c'est là ? et s'il y a des poches partout... ».*

Barbara propose aux élèves d'assister aux interventions chirurgicales après accord des chirurgiens. Barbara ajoute *« c'est vrai que les chirurgiens ici sont assez ouverts. » « On peut leur poser des questions ils répondent toujours. Donc je dis aux élèves il ne faut pas hésiter à poser des questions même si c'est un chirurgien ce n'est pas grave ».*

Première thématique mise en évidence lors de l'entretien, Nadia a obtenu son diplôme d'état aide-soignant en 2008. Elle développe l'accueil de l'élève et l'encadrement de la première semaine. *« La première semaine, il nous suit... »*, *«* il découvre comment on fonctionne... *».*

Diane travaille en médecine, diplômée aide-soignante depuis 2006 elle a obtenu un diplôme professionnel aide-soignant. Diane n'a pas eu de formation tutorale. De façon chronologique l'aide-soignante nous fait part du déroulement de l'accueil du stagiaire. L'élève s'est au préalable présenté avant le début du stage. La cadre lui présente ensuite le service, l'équipe pluridisciplinaire, la spécificité du service et les deux « référents ». Diane précise *« on est référent chacun son tour finalement. On essaye de les mettre le plus souvent selon leur planning avec un des deux référents qui est là par chance* ». Un livret d'accueil est remis au stagiaire. La première semaine l'élève est « *tout le temps en présence d'un aide-soignant* ». « *Ils ne sont pas souvent laissés seuls.* » Elle procède à l'apprentissage du vocabulaire médical de façon scolaire « on *leur donne des notes à prendre, des devoirs un peu, tout ce qui est termes médicaux, selon l'approche qu'ils ont du milieu hospitalier* ».

Léontine explique l'accueil des stagiaires en médecine. Le service est d'abord présenté à l'élève « *alors déjà je présente le service, mais bon souvent ils ont déjà vu une fois avec la chef* ». Léontine présente ensuite le logiciel permettant les transmissions, un code d'accès est remis à l'élève. Le premier jour l'élève observe et participe aux soins avec l'aide-soignante. Dès le lendemain, en présence de l'aide-soignante, l'élève effectue une toilette et doit réaliser ses transmissions. Léontine procède de cette façon « *pour voir ce qu'ils ont retenu de la veille* ». Afin de découvrir la spécificité du service à savoir la médecine Léontine propose à l'élève d'assister aux examens endoscopiques. La première semaine elle assure un encadrement en restant avec les élèves, « *on fait tout ensemble sauf une toilette* ». La seconde semaine Léontine laisse un peu d'autonomie à l'élève « *je lui demande de prendre un peu plus de responsabilités, de répondre aux sonnettes, de prendre trois patients en charge. Et puis, j'essaye de l'évaluer sur au moins une toilette* ... », et lui demande de réaliser « *des démarches de soins* ».
Deux « *référents* » sont attribués à un élève, elle précise « *et puis bon on n'a pas tout le monde la même façon de travailler* ». Léontine explique que sa façon de travailler est plus stricte que celle de sa collègue, cette phrase nous le montre « *y en a qui vont rire et tout ça mais, enfin oui on peut rire mais, être dans la limite du raisonnable* ». Elle explique que « son franc parlé » peut parfois choquer les stagiaires « *faut que je fasse attention parce que je les fais pleurer*... ». Elle précise que pour les stagiaires ce n'est pas évident de s'intégrer à une équipe dont l'organisation n'est pas forcément facile à connaître. Léontine pense qu'elle a

eu la chance de travailler « *dans le milieu* » avant de faire la formation « *même si on n'a pas forcément les bonnes techniques* ».

Myriam explique que dès son arrivée l'élève bénéficie d'une « *journée d'accueil* » afin de permettre une meilleure intégration. Tous les élèves se présentent à la même heure, un tuteur se détache de son service pour s'occuper de l'accueil. Il présente l'établissement, un livret d'accueil est remis aux élèves afin de comprendre le fonctionnement de l'établissement.
Il rencontre ensuite le cadre supérieur de santé « *qui leur explique le fonctionnement, le règlement. Ils ont une clé USB avec le livret des élèves dessus. Donc toutes les informations, le protocole, tout est sur clé* ». Après avoir pris connaissance du déroulement de son stage, le tuteur lui communique des informations concernant la logistique : la lingerie, le vestiaire ; puis l'élève est accompagné dans le service pour y être présenté.

Karen encadre parfois les élèves. Elle n'est pas tutrice mais dit « *on les encadre aussi parce que les filles ne sont pas toujours là non plus. Donc elles tournent avec nous...* » Karen accueille l'élève.

Ines explique que le service et l'organisation sont présentés à l'élève. La cadre désigne le tuteur de l'élève *« vous serez tutrice de tel ou tel élève »*.

Si l'aide-soignante responsable de l'encadrement d'un stagiaire est absente, un autre-soignant prend le relais « *si on n'est pas là ils suivent une autre aide-soignante* ». Les premiers jours l'élève *« suit »* l'aide-soignante avant l'attribution, après un consensus de l'équipe, de la prise en soins de résidents.

En médecine, une présentation du service, des patients est faite par Danny dès son arrivée. Les différentes pathologies sont expliquées ainsi que le déroulement du séjour du patient. Les différents outils de transmissions sont portés à la connaissance des élèves, afin de respecter l'organisation du service.

Corine précise que dans le service de rééducation, c'est la cadre de l'unité qui accueille l'élève, lui montre le service, le vestiaire et lui présente l'équipe soignante. L'aide-soignante se présente et dit à l'élève « *qu'elle va nous suivre. Mais au départ ça dépend si c'est une élève aide-soignante elle nous suit. Toute la matinée elle est avec nous ».* De façon chronologique l'encadrement de l'élève pendant une journée est explicité. Tout d'abord Corine explique à l'élève, le fonctionnement du service, les pathologies rencontrées. Corine énumère les soins réalisés dans la matinée : les prises de températures, l'installation des patients pour le petit déjeuner. Ensuite c'est le moment des soins d'hygiène *« donc du coup ce sont les soins de base. Au départ elle n'a pas de patient attitré, elle nous suit dans la matinée, elle voit ce que l'on fait donc ils sont avec nous ».*

Elle explique ensuite à l'élève les dossiers des patients. L'élève participe à la distribution des repas, l'aide-soignante insiste sur la prise en charge des patients diabétiques.

Le service est présenté à l'élève par Rachel *« moi je commence par lui présenter toutes les pièces du service...* », rappelons que Rachel travaille dans un service de soins de suite et de réadaptation. Elle explique ensuite les différentes pathologies du service, le déroulement de l'entrée d'un patient, en insistant sur le matériel dont a besoin le patient, les cannes, un coussin d'abduction, l'installation du patient. Le patient doit garder son autonomie. Rachel insiste sur le fait qu'il doit poser des questions sans hésiter, elle fait part de la disponibilité de l'équipe « *on est tous disponibles ».* Même si l'aide-soignante n'est pas désignée comme étant la référente de l'élève, elle s'occupe de l'accueil en l'absence du tuteur.

Une présentation de la structure est réalisée par Baptiste, il évalue ensuite le niveau d'acquisition des compétences *« essayer de voir un peu où ils en sont parce que moi ne connaissant pas la formation je voulais voir un peu les notions qu'ils avaient déjà abordées... ».* Cela permet à l'aide-soignant de connaître les besoins de l'élève au niveau de l'apprentissage. Il souhaite connaître également les motivations de l'élève concernant ce stage ainsi que les objectifs de celui-ci.

Anthony, explique le déroulement de l'accueil. Il se présente et explique son parcours. Il éprouve le besoin d'expliquer aux élèves qu'il encadre qu'il n'a pas suivi la formation aide-soignante mais obtenu son diplôme par la validation de sa première année infirmier. Il procède de cette façon afin de connaitre le niveau d'acquisition au moment du stage.

Benoit, explique son vécu pendant ses stages, son encadrement, il dit *« c'est quitte ou double ».* Soit l'équipe soignante met à l'aise le stagiaire soit il *« est invisible* ». Il ajoute qu'il faut communiquer pour être intégré dans l'équipe ce qui lui a permis de ne pas avoir de soucis d'intégration. Il a su prendre également des initiatives, et n'a pas hésité à solliciter les équipes pour ses démarches cliniques.

Sabine, infirmière en soins palliatifs, évoque l'accueil du stagiaire. Les aides-soignants accueillent les stagiaires, elle précise qu'il y a *« trois référents aides-soignants ».* Une explication sur le fonctionnement du service est donnée, elle insiste sur les transmissions et le respect de la confidentialité, le secret professionnel « surtout qu'il ne faut pas qu'elles ramènent chez elles leurs écrits, elles doivent être détruites avant de partir ».

Ce qu'il faut retenir

Un accueil personnalisé est très important dans les différents services. Un accueil chaleureux permet à l'élève d'être à l'aise dans l'équipe.

L'accueil est la première mission du tuteur ou du référent de stage.

L'accueil est identique dans tous les services afin d'aider l'élève à se sentir à l'aise et s'intégrer facilement dans l'équipe. La présentation du service et de sa spécificité semble être importante.

5. Encadrement de l'apprenant

Accompagner un apprenant permet de construire une relation, de développer une confiance mutuelle. Il doit être réalisé avec bienveillance pour permettre une progression, sans jugement. L'encadrement doit permettre au tuteur ou référent de confier des responsabilités aux apprenants. Ils supervisent la réalisation des activités de soins.
De façon claire, Barbara explique le déroulement de l'encadrement du stagiaire. L'aide-soignante a été tuteur dans un service de médecine. Pendant les quinze premiers jours les élèves sont avec les aides-soignants *« on les prend avec nous, on leur fait voir ce qu'il faut faire... ».*

Barbara transmet son savoir en s'appuyant sur son vécu *« la façon d'aborder les patients, les familles, ne pas se braquer tout de suite quand les patients ne sont pas bien et qu'ils nous reçoivent comme des chiens enragés (rires). Avec l'expérience ça s'acquiert. Après on essaye de les sensibiliser à tout, de les encadrer au mieux. Faire participer à beaucoup de choses. »*

Barbara se réfère à son propre accompagnement qu'elle a eu pendant sa formation. Le fait d'avoir mal vécu certains encadrements lors de ses stages. Elle ne souhaite pas reproduire la même chose. Elle montre l'intérêt qu'elle porte à l'accompagnement des stagiaires par cette phrase « ... *et c'est peut-être pour ça que dès le premier jour je prends soin des élèves parce que je me dis ce n'est vraiment pas évident quand on a 20 ans d'arriver dans un service. ».*

Elle évoque la relation avec ses « tuteurs » pendant un stage, « *j'étais avec une aide-soignante qui était désagréable, qui m'a laissé vraiment dans un coin en disant* « tu fais cette toilette-là, tu fais » je ne savais même pas comment faire, car les patients présentaient des troubles psychiatriques ».

L'aide-soignante rassure donc les élèves face à la spécificité de la chirurgie « *ne t'inquiète pas, ça va aller, si tu as besoin tu viens me voir, tu ne pars pas toute seule, tu ne fais pas parce qu'y a plein de choses que tu vas te demander. Pourquoi c'est là ? et il y a des poches partout... ».*

Barbara évoque l'importance de connaître les différents appareillages médicaux afin de comprendre les transmissions. *Pour elle « il n'y a pas que la toilette, la pose du bassin et la mise au fauteuil ... ».*

Elle incite les élèves à se questionner à élargir leurs connaissances et à être curieux *« prenez les dossiers, prenez du temps pour regarder, pour demander ».* L'aide-soignante évoque le fait qu'il est parfois difficile d'expliquer « comment faire ».

Nadia développe l'encadrement de la première semaine. De façon chronologique, des détails pour l'encadrement du stagiaire nous sont donnés. *« On lui donne trois patients, n'importe lesquels et on voit comment il fait ».* Avant de donner l'autonomie à l'élève, l'aide-soignante insiste sur le fait qu'elle regarde avant comment il procède et préfère, en accord avec lui, dire *« ce qui ne va pas et après il commence la toilette, là pareil je lui dis en allant... », « après si ça roule on le laisse faire... ».* L'aide-soignante éprouve le besoin d'évaluer le soin sans prévenir l'élève de son arrivée dans la chambre « ...puis, moi j'aime bien arriver par surprise... ». Le but de ce procédé est de voir si l'élève suit toujours les consignes de l'aide-soignante. Elle remarque parfois des écarts dès que l'élève est seul avec le patient. Elle met l'accent sur le fait qu'elle reste avec le stagiaire pendant le soin *« parfois on est là de A à Z, on les lâche un petit peu, on revient et donc moi j'aime bien voir ».*

Myriam, aide-soignante en soins palliatifs donne aux élèves les règles à respecter *« l'important c'est la pudeur, l'hygiène, la sécurité. ».* Elle demande aux élèves de prendre connaissance des différentes pathologies, de regarder les traitements. Pour elle, *« il faut les laisser aller chercher les informations et que ça devienne de la logique. », « qu'ils arrivent à faire des liens en fait. Pas leur donner tout de suite les réponses mais leur faire chercher ».* Elle est bienveillante avec l'élève pensant que ce n'est pas facile de réaliser un stage, d'être en contact avec l'intimité de la personne soignée quand on est jeune. De plus, la prise en charge dans le service n'est pas facile. L'approche avec la personne en fin de vie ou en état végétatif n'est pas évidente.

Pour l'aide-soignante, revenir dans le service au moment des transmissions est indispensable. Le but est de voir comment *« il se comporte »,* est ce qu'il prend la parole. L'apprentissage de certains soins est pour l'aide-soignant très important. Myriam donne l'exemple de la prise de tension manuellement, elle explique aux élèves que c'est primordial *« apprendre manuellement. Parce que maintenant ils ont tous tendance, après c'est notre faute, dans les services y a l'électronique », « on leur explique, le jour où l'appareil est en panne il faut aussi savoir le faire manuellement ».*

S'il s'agit d'un premier stage pour l'élève, Karen lui montre la réalisation d'une toilette *« ils vont venir avec nous, on va leur expliquer qu'il faut qu'ils prennent un chariot, du matériel...* ».

Ensuite l'élève fait la toilette seule, l'aide-soignante s'assure que l'élève respecte les invariants du soin à savoir, l'hygiène, la sécurité, le respect de l'autonomie du patient, l'observation cutanée. « *Bon après on leur laisse aussi un peu d'autonomie si on voit qu'ils sont capables et qu'ils gèrent bien leurs patients on les laisse un peu faire. En leur disant que s'ils ont besoin qu'ils n'hésitent pas* ».

L'encadrement est plus *« rapproché »* si c'est un premier stage. En fin de formation l'équipe laisse plus d'autonomie à l'élève, *« on leur fait confiance aussi. »,* à la demande de l'élève l'aide-soignante peut l'évaluer sur une toilette, *« s'ils ont besoin on peut aller les voir sur une toilette, leur dire ce qui va, ce qui ne va pas... ».* Karen précise que la première semaine c'est la phase d'observation, « *on voit un peu comment ils se comportent...* ». Elle précise que « *on voit quand même pour les élèves quand ça se passe bien. On sait que ça va être des bons soignants », « on voit qu'ils sont faits pour faire ça. Qu'ils prennent leurs patients dans la globalité, qu'ils font ce qu'il faut »,* la motivation de l'élève est importante pour l'aide-soignante. Elle précise que l'encadrement est plus compliqué quand l'élève n'est pas motivé. Quand l'aide-soignante a un doute sur la réalisation d'un soin, elle demande à un collègue nouvellement diplômé. Les soins spécifiques au service comme la toilette mortuaire ne sont pas demandés à l'élève.

Adèle prend comme modèle de référence sa propre formation. *« J'aime bien leur faire voir en leur expliquant voilà moi j'ai appris comme ça, bon après nous c'est très pointilleux ... »*. Cependant elle pense qu'« *après on ne leur demande pas non plus de faire des toilettes en technique comme nous on a appris, ça n'a aucune utilité.* ». Adèle par ces propos met en évidence l'importance de l'adaptation. Précisant lors de l'encadrement lors d'un soin la nécessité de respecter les invariants comme l'hygiène, exemple qui nous est donné lors de l'entretien. Le souhait de l'aide-soignante est de pouvoir faire la formation tuteur pour réactualiser ses connaissances *« moi, j'aimerais bien encadrer mais justement avec une remise à niveau enfin, être vraiment au courant de toutes les dernières choses, les modifications ».*

Les réflexions des élèves par exemple *« ils nous disent non maintenant c'est plus comme ça » montrent que l*a réactualisation des connaissances permettrait à l'aide-soignant d'encadrer au mieux l'élève.
Cependant Adèle explique qu'il faut questionner l'élève *« pourquoi je fais ça comme ci comme ça et après, je leur dis bien vous ferez à votre manière mais au moins vous avez les bases... ».*
Pour elle, transmettre permet de ne pas oublier toutes les compétences acquises en formation. Elle porte un intérêt particulier à l'encadrement des stagiaires *« moi j'aime bien, c'est vrai qu'ils sont toujours un petit peu perdu surtout les premiers stages , donc moi j'aime bien quand ils sont avec moi leur faire voir déjà comment moi je fonctionne, ».* L'aide-soignante déplore le fait que le nombre de tuteurs soit insuffisant.

Gauthier qui exerce en neurologie, explique la spécificité de l'établissement, à savoir ; des aides- soignants sont formés au tutorat et vont dans les services lors des mises en situation professionnelle. L'aide-soignant accompagne l'élève tout au long de son stage, *« on est là pour les démarches, donner notre avis... voilà »*. Il répond donc aux questions des élèves il précise *« on n'hésite pas à faire améliorer ... vraiment bien détailler »*. Il accompagne régulièrement des élèves aides-soignants. Il évalue la réalisation de certains soins comme la toilette, il ajoute *« sur tout ce qu'ils ont appris à l'école. »*.

Ines explique comment elle encadre les élèves, ne connaissant pas le programme de formation elle précise qu'elle demande aux nouvelles diplômées quand elle ne sait pas *« je demande aux nouvelles aides-soins pour m'aider un petit peu parce qu'il y a des choses dans les modules... ». Elle admet qu'elle « bloque sur certaines choses... »*. Les premiers jours l'élève *« suit »* l'aide-soignante avant l'attribution, après un consensus de l'équipe, de la prise en soins de résidents.

Aide-soignante en service de rééducation, Danny explique à l'élève les bases de la réalisation de la toilette (l'hygiène, l'organisation de son chariot, les différents protocoles du service). Puis « *après on fait la toilette avec lui, on réalise quelques toilettes, on voit avec lui »*.

Le choix des patients que l'élève va prendre en soins tout au long du stage est ensuite négocié avec l'équipe soignante. Dès qu'il se sent prêt l'élève va réaliser seul les soins. Danny va demander à l'élève de s'autoévaluer. *« Je transmets ce que j'ai appris, ce que j'ai acquis déjà au fur et à mesure de ma formation et je montre après si je vois que ce n'est pas acquis et bien je réexplique »*, l'aide-soignante se sert de sa formation comme modèle de référence.

Elle s'adapte aux différents élèves mais précise que la motivation est importante « *parfois, je ne peux pas grand-chose si la personne n'est pas volontaire... »*. Elle demande aux élèves de s'occuper de leurs trois patients avant de venir rejoindre l'équipe.

L'aide-soignante demande à l'élève de rencontrer l'équipe pluridisciplinaire afin d'avoir plus de connaissances sur la prise en charge de leurs patients. Par exemple l'infirmière pour les médicaments, le kinésithérapeute pour voir l'évolution à la marche, l'ergothérapeute pour apprendre les gestes de la vie quotidienne.

Corine donne sa propre définition du verbe encadrer « *donc encadrer ça veut dire suivre l'élève dans les premiers jours, lui expliquer* ».
Elle laisse faire l'élève, lui attribue en fonction de l'organisation du service, la prise en soins d'un patient, « *et je vais encadrer l'élève et lui dire « écoute ce patient-là c'est soit une toilette partielle ou une toilette complète, je vais lui expliquer la façon, la meilleure pour elle et pour le patient.* » Elle explique comment procéder pour le soin, de façon générale c'est la réalisation d'une toilette. Elle lui rappelle les points à respecter pour l'hygiène, le transfert en respectant les règles de sécurité et surtout l'autonomie. Elle évalue l'élève et lui explique « *je vais voir avec l'élève ce qui va, ce qui ne va pas* ». Le jour suivant, l'élève prend en soins un autre patient. Avant de lui donner de l'autonomie, l'aide-soignante insiste sur le fait qu'elle lui montre ce qu'il faut faire, comment réaliser le soin. « *On suit les élèves quand même régulièrement dans les premiers jours pour lui montrer comment elle doit faire et s'adapter.* »., « *On leur montre un petit peu notre expérience mais on leur dit aussi. J'aime bien expliquer les choses. Dire comment on fait et pourquoi on fait ça.* ». « *Après quand on voit que l'élève sait se débrouiller, oui, on peut lui laisser son autonomie* ».

« *Pour les transferts je dis « vous ne les faites jamais toutes seules* ». Elle laisse une semaine d'adaptation à l'élève avant de le laisser seul pour la prise en soins de ses patients. Les élèves participent aux transmissions mais ne prennent pas beaucoup la parole. La posture de l'aide-soignante est stricte, elle explique que l'élève doit respecter les règles d'hygiène. « *Je trouve que j'arrive à expliquer mais j'explique plus facilement aux élèves quand je suis toute seule avec elles et je leur explique les choses de A à Z »*.

Suzanne se réfère à ce qu'elle a appris en formation pour encadrer les élèves. *« Je garde toujours ma propre formation et je fais de façon globale, même si ce n'est pas dans leur programme de stage »*.

Elle insiste sur l'apprentissage des *« gestes de la vie quotidienne, tout ce qui est le confort du patient, ne pas le mettre en danger… respect de la personne respect de tout ça »*. Elle insiste lors des soins sur le respect de l'autonomie des patients. La communication est primordiale « *il faut parler avec les patients et c'est un tout , c'est du début jusqu'à la fin c'est de l'accueil jusqu'à la sortie… »*. Elle précise que toute l'équipe travaille différemment et ajoute « *alors c'est bon pour eux aussi de partir avec chacun, je leur dis, tu vas venir travailler avec moi je vais te donner des idées tu vas aller avec quelqu'un d'autre tu vas avoir d'autres idées…* ». Quand l'élève ne connaît pas le soin, *« je le fais et puis après je les laisse se débrouiller un petit peu, après je vois, je l'accompagne, je vois ce qu'il sait faire »*. Elle conseille à l'élève de noter ce qu'il fait « *du début du soin jusqu'à la fin »*. Elle lui suggère à l'élève de réaliser des démarches de soins. Elle leur dit *« les démarches de soins je n'attends pas le dernier moment. »*. L'évaluation influence l'élève à réaliser ou non ses démarches. L'aide-soignante remarque que celui-ci s'investit plus pendant son stage.

Rachel évoque un exemple précis, pour elle l'élève doit s'adapter au service. Pour l'aide-soignante, il est important qu'il travaille avec logique, « *de travailler intelligemment, une toilette ce n'est pas sorcier, c'est que de la logique »*. L'élève doit se questionner. L'aide-soignante donne un exemple concernant un élève *« je l'ai bassiné, pendant des jours jusqu'à ce que ce soit parfait et toujours en lui disant explique pourquoi tu fais ça »*.

Elle explique aux élèves qu'ils ne sont *« pas les boys* », elle ajoute que les élèves répondent trop aux sonnettes. Elle insiste plutôt sur le fait de prendre connaissance des dossiers des patients.

Voici les propos de Constance aide-soignante en rééducation. Il est important pour elle de savoir si l'élève connaît le milieu hospitalier, afin de le rassurer de la guider au mieux, *« on va les cocooner un peu plus, on va les mettre en confiance ».* Les premiers jour l'élève doit *« suivre »* l'aide-soignante et l'observer, puis elle laisse *« faire »* l'élève, *« si je suis en poste avec eux je leur fais faire. ».* Pour l'accompagnement, pour la réalisation de la toilette, Constance dit être perdue, dit que cela a évolué, ces propos nous le montrent *« je vais patauger c'est au moment de changer les gants, s'il en faut un pour le haut un pour le bas, un pour la petite toilette là je suis un peu perdue parfois... ».* Pour l'apprentissage de certains actes comme les prises de tensions artérielles l'aide-soignante demande aux infirmières de les accompagner. Elle ajoute *« tout en lui expliquant que nous à l'époque on n'apprenait pas ça ».* Constance encadre les élèves pour la réalisation des démarches cliniques.

Afin d'encadrer au mieux l'élève, Baptiste lui demande si le soin a déjà été réalisé, *«si quelqu'un lui avait déjà montré »*, si l'élève a des connaissances sur la réalisation de ce soin. Il observe l'élève en se *« tenant à l'écart ».* Il l'évalue, et réalise un débriefing après le soin, afin de permettre à l'élève un réajustement.

Dahlia, infirmière en neurologie, n'a pas connaissance du programme de formation de l'aide-soignant. Ce n'est pas l'infirmière qui encadre les élèves pour les soins de base. « Ce sont *plus mes collègues qui les encadrent pour la toilette, pour les toilettes en technique... ».*

Dalhia évoque la complexité relationnelle liée à la spécificité du service, cette unité accueillant des patients en état végétatif. Des stagiaires rencontrent parfois des difficultés face à cela. *« C'est vrai que ça peut être compliqué de parler, de ne pas avoir de réponse. C'est vrai que pour certaines personnes oui, ça peut être compliqué ».*

Rencontrons Sabine, infirmière dans le service de soins palliatifs. Sabine a obtenu son diplôme d'état en 1985. L'infirmière dit ne pas encadrer les élèves aides-soignants sauf pour « *leur expliquer des choses sur les patients c'est vrai que parfois quand ils tournent avec nous les après-midis* ». « *Les après-midis on va vraiment leur montrer, on va leur expliquer un petit peu quand même qu'y a des soins qu'ils peuvent faire, la prise du dextro...* », « *je ne sais pas s'ils ont réellement le droit de les faire mais bon ça arrive qu'on les montre ...* ». *Elle explique aux élèves des prises en charge spécifiques au service. Des élèves sont intéressés « pour voir beaucoup de choses, pour essayer de comprendre pourquoi on fait les choses ».*

Elle pense « *qu'il faut comprendre un peu plus peut-être que leur rôle mais comprendre vraiment pourquoi la prise en charge du patient, pourquoi on les fait de cette façon. Je trouve que c'est valorisant* ».

Marion, infirmière en chirurgie ne connaît pas précisément le programme de formation aide-soignant. Ses propos nous le montrent *« après malheureusement je ne saurais pas vous dire si elles apprennent ça à l'école, vraiment totalement de quoi est faite la formation... ».*

Elle a participé à l'encadrement des stagiaires pour comme elle le dit « *leurs examens de fin* ». Elle a un rôle dans l'acquisition de la démarche clinique elle explique que les aides-soignants qui encadrent l'élève *« passent peut-être plus facilement le relais aux infirmières. C'est pour ça que j'ai été amenée à accompagner pour tout ce qui est pathologie, traitement, elles en connaissent énormément et elles ne se rendent peut-être pas compte de tout ce qu'elles connaissent en fin de compte ».* Cependant elle explique que le fait de ne pas connaître la formation, elle « *ne sait pas jusqu'où il faut aller dans la démarche. Parce que nous on a en tête nos démarches d'infirmières. Il doit y avoir une différence de profondeur dans la réflexion* ».

Elle explique aux élèves les différentes pathologies, fait les liens avec la prise en charge et les traitements. Marion précise le rôle de chacun dans l'encadrement du stagiaire *« tout ce qui est pratique c'est vrai qu'elles sont encadrées par mes collègues aides-soignantes, après quand c'est un peu plus démarches de soin, médicaments, pathologies, elles aiment bien poser des questions pour comprendre... ».*

Julie en rééducation, explique que l'encadrement est réalisé par les aides-soignants cependant elle intervient quand l'élève souhaite voir certains soins comme les pansements, les prises de sang parfois, les prises de tensions artérielles, participer aux entretiens d'accueil du patient. L'élève se renseigne également sur les médicaments.

Océane encadre les élèves aides-soignants pour la démarche clinique « *alors moi je m'en occupe un petit peu simplement pour guider au niveau des démarches de soins parce quelquefois les filles sont un petit peu dépassées* ». Elle explique aux élèves la surveillance des différents traitements, les pathologies. Les aides-soignants encadrent l'élève pour les soins « *comme nous on ne les pratique pas ici ce sont elles qui encadrent* ».

Elle a été surprise que l'aide-soignant « *ait accès aux traitements donc je me dis que peut-être qu'on peut leur demander de faire plus de choses* ». Elle se pose la question pour les glycémies capillaires, « *je me dis qu'elles sont même amenées à pouvoir faire davantage de soins, et même moi je l'ignore. Est-ce qu'on peut leur demander, et j'avoue qu'elles le font, la glycémie capillaire* ».

Elle encadre les élèves et apporte son aide pour l'élaboration des démarches cliniques. « *Les élèves aides-soignants vont venir vers nous en nous disant nous demandant des choses plus précises sur les médicaments, sur l'histoire de la maladie, sur les antécédents sur tout ce qui est plutôt médical.* ». Elle propose aux élèves de les accompagner lors de la réalisation de soins spécifiques au service comme le changement de canule, en expliquant à l'élève que ce soin peut être « *choquant* ».

L'encadrement pour les soins de base est réalisé par les aides-soignants « *tout ce qui est nursing et bien elles vont tourner avec principalement les aides-soignants* ». Elle remet en question l'accueil du stagiaire « *je pense qu'on ne les accueille pas, voilà comme on devrait ».* Le nombre de stagiaires ne permet pas forcément un encadrement individuel, qui permettrait de tenir compte de la sensibilité des stagiaires devant certaines pathologies, certains soins.

Dalhia n'a pas connaissance du programme de formation de l'aide-soignant. Ce n'est pas l'infirmière qui encadre les élèves pour les soins de base. *« Ce sont plus mes collègues qui les encadrent pour la toilette, pour les toilettes en technique... ».* En revanche elle apprécie la curiosité des élèves concernant certains soins par exemple les aspirations trachéales, le changement de canule. Les élèves demandent également des renseignements concernant les médicaments, posent des questions pour les démarches cliniques.
Dalhia insiste sur la prise des médicaments, la surveillance des effets secondaires et la psychologie de la personne soignée.
Dalhia évoque la complexité relationnelle liée à la spécificité du service, cette unité accueillant des patients en état végétatif. Des stagiaires rencontrent parfois des difficultés face à cela. « *C'est vrai que ça peut être compliqué de parler, de ne pas avoir de réponse. C'est vrai que pour certaines personnes oui, ça peut être compliqué ».*

Ce qu'il faut retenir

Même si les aides-soignantes ne sont pas formées au tutorat, elles encadrent les élèves avec bienveillance souhaitant que le stage soit bénéfique pour eux.

Les aides-soignantes mettent en évidence l'importance de l'acquisition des invariants du soin : le respect de l'autonomie, de l'hygiène, de la sécurité, la communication sont les plus cités.

Les référents prennent en modèle leur formation pour transmettre leurs savoirs. Ils demandent aux élèves les compétences déjà vues en formation pour personnaliser leur accompagnement. Ils demandent l'avis du tuteur si besoin. L'apprentissage se fait progressivement. . Dans une unité de soins l'expérience est indispensable pour encadrer les apprenants. L'encadrement d'un élève n'est possible qu'après deux ans d'ancienneté dans le service, ce qui permet une connaissance des pathologies des patients et les différentes prises en charges.

Les infirmières participent à leur façon à l'encadrement des élèves. Elles les aident pour les démarches cliniques apportant leurs savoirs sur les pathologies, les médicaments. Elles proposent aux élèves de regarder les soins infirmiers afin de développer leur curiosité et leurs connaissances, ce qui pourra les aider pour la prise en soins des patients.

La bienveillance et l'écoute font partie de l'encadrement pour favoriser l'implication des apprenants.

6. L'analyse réflexive de pratique

L'analyse de pratique est évoquée dans plusieurs entretiens. Cette approche permet aux apprenant de réfléchir, mettre à distance son action. Voyons comment les aides-soignants procèdent dans les services.

Barbara se réfère à sa propre formation mais demande aux élèves *« comment elles ont appris, déjà la base quand on les encadre pour les toilettes... »*. Par ces questions posées aux élèves « *Quand elles font des toilettes en pratique moi je leur dis toujours « comment tu as fait ? est-ce que tu as une fiche ? est-ce que tu as un support ?* » Barbara incite l'élève à réfléchir. Elle ajoute qu'elle donne aux élèves les invariants d'un soin à respecter la pudeur, la sécurité et leur fait comprendre que l'analyse a une place prépondérante « *bon après, tout le temps que ça marche, que tu laves une oreille droite ou une oreille gauche pour moi ça n'a pas grande importance ». « Je leur demande toujours comment elles font ».*

Myriam nous fait part de son ressenti. Elle compare les différents instituts de formation, concernant l'apprentissage des soins d'hygiène. Elle privilégie la logique des soins plutôt que la fiche technique elle dit plus précisément *« c'est très protocolaire, faire la toilette en hémicorps…* ». Elle précise qu'elle s'adapte aux objectifs institutionnels. Elle ajoute qu'elle souhaite que l'élève se questionne, qu'il ne soit « *pas formaté* », « *qu'il réfléchisse* », « *il faut les laisser aller chercher les informations et que ça devienne de la logique »*. Elle explique que de ce fait les élèves évoluent et prennent plus d'assurance.

Chaque encadrement est suivi d'une analyse de pratique, Baptiste l'explique par ces propos *« je lui demande un peu ce qu'elle a pensé de son soin, si elle pense l'avoir bien fait, ce qu'elle en a pensé elle-même, je lui laisse expliquer tout ça et puis je vais aborder avec elle les points où moi j'ai trouvé qu'ils sont encore à améliorer ».*

Dahlia infirmière apprécie la curiosité des élèves concernant certains soins par exemple les aspirations trachéales, le changement de canule. Les élèves demandent également des renseignements concernant les médicaments, posent des questions pour les démarches cliniques.

Dahlia insiste sur la prise des médicaments, la surveillance des effets secondaires et la psychologie de la personne soignée.

Sabine infirmière en soins palliatifs remarque par les évaluations, que de temps en temps les élèves modifient leurs pratiques, ils évoluent dans la façon de faire « *maintenant ils s'adaptent au patient. Bien sûr c'est hémicorps et tout ça mais il arrive de prendre en charge un patient différemment et de faire la toilette assis, au bord du lit, si la personne préfère comme ça* ».

Sabine ajoute « *les aides-soignantes demandent bien le consentement du patient, une chose qu'elles ne faisaient pas mais que maintenant elles font. Et ça c'est bien aussi. Et puis ils sont très rigoureux au niveau alimentation pour tout ce qui est régime. Et elles transmettent davantage aux infirmières. Il y a une évolution là-dessus* ». Sabine évoque le nouveau référentiel infirmier en disant « *la chose qui a changé vraiment c'est qu'il faut qu'ils soient acteurs de leur formation. Et que l'on n'a plus le droit de trop les guider. Oui elles doivent nous poser des questions mais nous on ne doit plus leur dire...* », par cette réflexion, elle nous fait comprendre que l'étudiant doit se questionner, être acteur de sa formation, avoir une analyse sur sa pratique. Elle ajoute « *elles ne sont pas que dans le faire, elles sont dans le savoir-être aussi. Elles réfléchissent sur leur façon d'être* ». Les élèves, afin d'approfondir leurs connaissances pour une meilleure prise en charge de leurs patients, demandent à rencontrer l'infirmière hygiéniste, le kinésithérapeute.

Ce qu'il faut retenir

Les aides-soignants demandent aux apprenants d'être acteurs de leurs stages, de se questionner sur leurs pratiques lors de la réalisation des soins.

Les référents ainsi que la tutrice font se questionner l'élève tout au long du stage. Ils souhaitent qu'ils travaillent avec logique en s'adaptant aux différentes façons de réaliser le soin. L'autonomie est laissée à l'élève dès que celui-ci a acquis les bases. La tutrice ajoute qu'il faut solliciter l'élève à avoir un questionnement lors de la pratique d'un soin.

Tout le monde encadre l'élève en employant la même façon de faire, en mettant en avant l'analyse de pratique.

Une analyse de pratique est réalisée après la réalisation des soins.

Les infirmières aident à l'élaboration de la démarche clinique.

7. L'évaluation de l'apprenant

Le tuteur ou le référent du stage est amené à évaluer des savoirs, des compétences.

Gauthier évalue la réalisation de certains soins comme la toilette, il ajoute *« sur tout ce qu'ils ont appris à l'école ».* Les évaluations, par exemple les mises en situation professionnelle sont réalisées par les référents ou les tuteurs.

Ines insiste que le fait, que l'évaluation d'une toilette permet à l'aide-soignante de savoir si l'élève peut rester seul pour les soins, l'aide- soignante estime qu'une semaine suffit en général pour laisser seul l'élève. Elle estime qu'il faut de la logique pour la réalisation d'une toilette *« une toilette ça reste une toilette ».*

Barbara effectue les rapports de mi- stage, lors de ce bilan. Elle évoque avec les élèves les différents problèmes rencontrés, elle insiste sur l'importance de la communication avec le patient.

Nadia travaille en chirurgie, utilise les outils d'évaluation des élèves, elle explique comment se passe le bilan intermédiaire. L'aide-soignante référente de l'élève n'est pas seule à donner son avis « *on prend l'avis de toutes les personnes qui ont vu l'élève* ». Il est important pour elle d'avoir l'avis de ses collègues *« on fait le bilan en fonction de tout... » « et pareil pour le rapport de fin de stage »*. Des évaluations tout au long du stage sont programmées afin de permettre à l'élève et au référent du stage de voir sa progression. « *Il planifie sa matinée et on va l'évaluer* ». Par ces phrases, Nadia explique le déroulement de l'évaluation *« il nous montre son chariot, je travaille encore un peu à l'ancienne, chariot bien rangé...* ». Le fait de dire *« je travaille encore à l'ancienne »* nous montre que l'apprentissage a évolué cependant l'aide-soignante transmet ce qu'elle a appris pendant sa formation. Les modalités de la restitution de l'évaluation sont décidées en accord avec l'élève, *« si ça va je lui demande s'il veut que je lui dise tout de suite ou après »*. L'aide-soignante fait référence à son programme de formation pour accompagner le stagiaire.
Le patient est en première ligne, la notion d'aide est forte. Elle compare avec le service de médecine, pour elle les patients en chirurgie doivent retrouver très vite leur autonomie. En chirurgie *« c'est plus de l'accompagnement »*.
Nadia met en évidence *une « complémentarité avec l'infirmière ... »* elle argumente par des exemples précis, *« on s'entraide, moi je prends les tensions, l'infirmière m'aide à faire les changes, enfin on travaille en binôme... »*.
Si « *elle a un souci pour faire un pansement ou quoi je peux aller l'aider ; maintenir le patient, le tourner... » elle ajoute « ...on est complémentaire... »*.
L'aide-soignante insiste sur l'importance de l'alternance. *« Ils apprennent beaucoup ici en stage et ils nous disent, à l'école on n'a pas vu ça et du coup on essaye de leur expliquer... ». « Voilà c'est en stage qu'on apprend le plus de toute façon »*. Nadia éprouve le besoin d'évaluer le soin sans prévenir l'élève de son

arrivée dans la chambre *« …moi j'aime bien arriver par surprise… »*. Le but de ce procédé est de voir si l'élève suit toujours les consignes de l'aide-soignante. Elle remarque parfois des écarts dès que l'élève est seul avec le patient. Elle met l'accent sur le fait qu'elle reste avec le stagiaire pendant le soin « *parfois on est là de A à Z, on les lâche un petit peu, on revient et donc moi j'aime bien voir »*.

Diane, en milieu de stage, réalise un bilan. Les objectifs de stage sont demandés aux élèves. Elle demande également *« s'ils pensaient que le métier était comme ça »*. Elle s'assure de l'intégration de l'élève, du ressenti de son stage. L'élève doit faire preuve de curiosité, elle trouve parfois les élèves timides en fonction de leur âge et *« de leur éducation* ».
Diane constate que parfois l'inverse se produit devant *« recadrer… enfin voilà, c'est tout un mélange de personnalités, faut faire avec. »*. Elle évalue tout au long du stage les connaissances de l'élève. Pour Diane les élèves ont de la chance d'être encadrés, faisant référence à son accompagnement en stage pendant sa formation *;« moi à l'époque non, je n'étais pas encadré comme ça. J'avais une référente au cours du stage mais je faisais le boulot au même titre que les autres, et j'apprenais sur le tas. »* Elle trouve que les élèves « *sont trop maternés* ». Elle évoque « … *j'ai eu des cours théoriques, mais arrivée en stage tu es aide-soignante donc « ce n'est pas si compliqué que ça, ma fille, tu fais une toilette, ce n'est pas compliqué »*.

Léontine qui exerce en médecine évoque qu'à la fin de chaque journée de stage elle fait *« un petit débriefing* ». Elle pointe avec l'élève les choses à améliorer, comme le respect de la sécurité pendant un soin, l'hygiène, *« et après je fais un bilan de mi-stage »*. Après avoir demandé l'avis de ses collègues, l'aide-soignante réalise le bilan intermédiaire en présence de la cadre du service et de la seconde référente. Des bilans intermédiaires sont réalisés en présence des référents et du cadre, ayant demandé au préalable l'avis de l'équipe.
Léontine évoque un débriefing à chaque fin de journée. Elles réalisent des évaluations régulières lors de la toilette afin de voir la progression des élèves.

Myriam explique que l'élève est informé par le tuteur de la date « *d'un bilan de mi- stage, et de fin de stage. On essaye de les revoir régulièrement avant les bilans.* » En cas d'absence du tuteur, c'est le cadre de l'unité qui réalise le bilan.

Pour Karen, les évaluations sont réalisées par les tuteurs de l'établissement, elle donne l'exemple de la mise en situation professionnelle. Elle ajoute qu'elle ne note pas les élèves. Un bilan de mi- stage est réalisé par les tutrices, mais l'avis de l'équipe est demandé, « *elles ne sont pas toujours présentes non plus. L'infirmière aussi. Après elles font le bilan de mi- stage avec tout ce qui a été dit dans l'équipe* »

Adèle fait référence à sa propre formation expliquant les mises en situation professionnelles à chaque stage, évaluations formatives et normatives. Elle précise qu'elle ne se « *plaint pas de son encadrement* ». Elle évoque cependant un décalage entre ce qui est enseigné en théorie et ce qui est vu sur les terrains de stages.

Le fait d'avoir exercé avant en tant que faisant fonction aide-soignante l'a aidée à s'adapter aux différents terrains de stage. Adèle évalue les élèves sur certains soins en fonction de ses disponibilités ou passe le relais à sa collègue « *après un jour c'est moi un jour c'est ma collègue* ». Elle précise qu'en cas de fautes d'hygiène, d'organisation « *on leur dit gentiment* » afin que l'élève améliore sa pratique. Elle estime qu'il « *ne faut pas être trop strict* » mais que le respect des règles est primordial. Adèle énumère les différents outils d'évaluation, l'aidant dans l'encadrement du stagiaire, « *ils ont leur feuille avec leurs objectifs de stage, et ensuite souvent ils ont des feuilles à remplir avec les actes, les points faibles, les points forts et puis les axes d'amélioration...* ». Un entretien avec la tutrice est prévu, elle explique l'organisation pour l'encadrement du stagiaire «*il y a des tutrices qui prennent en charge les élèves...* ». La tutrice demande l'avis de l'équipe pour mettre en place des axes d'amélioration. L'aide-soignante déplore le fait que le nombre de tuteurs soit insuffisant.

Pour Benoît, il est important de préciser qu'un bilan de « *mi-stage* » est fait afin de permettre à l'élève de donner son ressenti concernant son intégration, d'exprimer ses difficultés, ses attentes. Ce bilan est un temps d'échange pour permettre à l'élève de reprendre confiance en lui s'il rencontre des difficultés et de le motiver afin de progresser.

Rachel met un point d'honneur à remplir la feuille d'évaluation au stylo bille, *« si on me demande quelque chose je le remplis au stylo à bille et non au crayon papier parce que je suis responsable de ce que j'écris ».* Elle procède de cette façon « *je suis responsable de ce que j'écris donc je signe et je mets mes initiales. Sinon, on ne me le demande pas ».*

Anthony explique que des bilans sont faits régulièrement en présence du cadre. L'aide-soignant précise « *on en discute aussi avec toute l'équipe* », voulant connaître l'avis de toutes les personnes ayant encadré l'élève.

Chaque entretien est réalisé en présence de l'élève, le but est de permettre à l'élève de s'exprimer sur l'intégration dans l'équipe *« comment il se sent », et* sur l'acquisition des compétences. Les différents bilans et l'appréciation sont réalisés « *au crayon de bois* » et après *« ce sont les cadres qui recopient, s'ils sont d'accord avec l'équipe ... ».*

Voyons maintenant le ressenti des infirmières concernant l'évaluation. Dahlia approuve le fait qu'il existe toujours des mises en situation professionnelle comparé au programme de formation des étudiants infirmiers. Elle pense que cela se ressent sur la façon de faire des élèves « *on sent que, vite on prend le chariot, on fait ça, tout bien comme ça, vite* », « *on voit qu'ils sont réellement consciencieux...* ». Elle accentue sa pensée en comparant avec les étudiants infirmiers « *pour eux oui, comme ça a été validé au stage d'avant, les soins de nursing non c'est bon ça a été validé donc je n'ai pas besoin* », l'investissement des étudiants infirmiers n'est pas le même que celui des élèves aides-soignants. Dahlia regrette le retrait de la mise en situation professionnelle, elle l'exprime clairement « *et ce regret que j'ai, que quelque part en n'ayant plus de MSP (mise en situation professionnelle), en n'ayant plus cette pression qui fait qu'on va venir me voir sur mon terrain de stage, faut que... enfin. Je l'ai ressenti sur les étudiants qu'on a de cette nouvelle réforme. »*

Marion, infirmière en chirurgie, aide les élèves avant, les mises en situation professionnelle, à gérer le stress *« j'ai l'impression, c'est mon ressenti, ça les rassure qu'on révise, que ça soit clair, que ça soit net, donc je passe beaucoup de temps à revoir avec eux, à simplifier ».*

Ce qu'il faut retenir

L'évaluation est réalisée tout au long du stage afin de voir la progression de l'élève. Une évaluation finale est réalisée à la fin du stage

Les bilans intermédiaires sont faits en équipe en présence du cadre de l'unité. Dans l'ensemble, ce bilan permet aux apprenants de s'exprimer sur leur vécu de stage.

8. Les glissements de tâches

Sur le plan réglementaire, le glissement de tâches est un dysfonctionnement au regard des tâches de chacun. Le glissement de tâches entre l'infirmière et l'aide-soignante est parfois motivé par une charge de travail conséquente. Le glissement de tâche représente une forme de régulation d'autonomie entre l'infirmier et l'aide-soignant. Ce qui peut leur permettre de se projeter dans « une zone d'expertise relevant d'une mission de soin et pas seulement d'une mission hôtelière et de ménage » (Osty, 1995, p.190). Le transfert de tâches ne touche pas le « cœur de métier de l'infirmière mais des gestes professionnels accessibles à l'aide-soignant, en fonction de son niveau de compétences. » (Osty, 1995, p. 189).

Barbara énumère des soins qui ne font pas partie de son champ de compétences. Elle explique ces glissements de tâches par la connaissance du service et de l'expérience acquise tout au long de sa carrière. Cependant elle insiste sur le fait que les élèves ne pratiquent pas ces gestes. Barbara précise qu'elle a eu des formations informelles par des collègues, pour elle, ces pratiques *« c'est surtout sur le terrain »* qu'elle a pu apprendre.

Karen explique *« sous couvert de l'infirmière » réaliser la mise en place de l'alimentation entérale. »* elle ajoute *« on a l'habitude »*. Elle réalise également des aspirations trachéales.

Danny aborde les glissements de tâches présents dans son service. Il s'agit des pansements « *quand ce n'est pas trop technique oui, par exemple si le pansement est souillé... ».* Le travail en binôme, surtout l'après-midi, permet à l'aide-soignante de prendre des saturations et des tensions artérielles.

Suzanne qui travaille dans un service de rééducation, explique que des glycémies capillaires sont parfois réalisées par les aides-soignants *« je ne sais pas si on a le droit mais bon c'est délégué par l'infirmière, donc voilà ».* Elle ajoute *« il y a des choses qu'on fait et je sais que l'on n'a pas le droit, parfois j'en refuse aussi »,* elle donne comme exemple l'administration du microlax®. En fonction de l'acte, l'aide-soignante refuse la réalisation du soin, ne voulant pas engager sa responsabilité.

Rachel travaille dans un service de chirurgie. L'aide-soignante évoque des glissements de tâches expliquant que les élèves « *sont spectateurs de ça, ils sont témoins de ça...* ». L'exemple cité est l'administration d'un antalgique « *j'ai besoin d'un Contramal® (antalgique) je ne vais pas dire à l'infirmière c'est moi qui réponds à la sonnette je lui dis tu peux me le donner elles savent très bien que je vais aller le donner au patient, voilà, c'est cette confiance là aussi qui est importante* ». Le fait que l'infirmière lui fasse confiance semble important pour elle. Pour le bien être du patient « *il faut rester logique et puis il faut faire confiance aux gens ».*

Elle réalise parfois des examens cytobactériologiques des urines (ECBU), le prélèvement anal et nasal lors de l'entrée du patient, pour éviter aux patients des manipulations inutiles, pour leur confort. La notion de confiance vient ponctuer ce propos. Elle ajoute qu'elle sait ce qu'elle peut ou ne peut pas faire, elle ne dépasse pas ses limites.

Brigitte, infirmière en rééducation évoque le travail en collaboration vécu dans un autre service, la chirurgie. Elle explique le travail en binôme « *en règle générale cette aide-soignante-là faisait beaucoup de choses, suppléait beaucoup.* » elle ajoute *« quand on était un petit peu en retard pour la distribution des médicaments elles n'hésitaient pas à aller distribuer ».*

Les aides-soignantes effectuaient le changement de perfusion *« on avait préparé la perfusion mais on était occupé dans les soins. La perfusion est finie, bah oui elle est préparée sur la « paillasse », tu peux aller la changer ».* Elle précise qu'il y avait des débordements et que cela ne se pratique plus de nos jours. En cas d'urgence, elle explique que l'aide-soignant peut être amené à réaliser une glycémie capillaire et « *quand on a un patient en hypoglycémie, il faut le resucrer, arriver à le faire manger, mais souvent elles restent près de lui parce qu'il sait qu'il doit manger mais il n'est pas capable de prendre sa tartine et donc elles restent... ».* Elle affirme *« je pense que la nouvelle formation a peut-être tout recadré, qui doit faire quoi et comment ».*

Alice explique que les aides-soignants réalisent les aspirations endotrachéales. Alice cite des exemples où l'aspiration est indispensable au plus vite *« pendant la toilette si vraiment la patiente est vraiment encombrée pendant la toilette là oui ils font des aspirations endotrachéales... ».* Elle pense que les aides-soignants ont eu une formation. Elle fait la différence entre les nouveaux diplômés et « les anciens ». Elle évoque la réalisation de changement de canule par les aides-soignants. La charge de travail, le changement de quatorze canules, faisait que l'infirmière demandait aux aides-soignants de l'aide.

Dalhia souligne les soins réalisés par les aides-soignantes au regard de la spécificité du service, l'aspiration endotrachéale, « *elles peuvent faire le branchement de l'alimentation entérale »,* l'infirmière pense que ces soins sont valorisants pour les aides-soignants « c'est un service qui leur permet de faire des choses … qui est valorisant aussi pour leur métier, je pense ». Elle précise que les aides-soignants ont bénéficié d'une formation, *« elles savent le faire ».*

Pour le confort du patient elle nous montre l'importance de la réalisation de ces soins *« et je préfère qu'elles le fassent, que quelqu'un qui crache, qui crache, non je ne l'aspire pas parce que je ne suis pas infirmière ».*

Marion en chirurgie met l'accent sur le fait qu'il existe parfois des glissements de tâches, elle cite comme exemple le lavement. La connaissance de cet acte par les aides-soignants ont permis à l'infirmière d'apprendre ce soin « *...une fois j'ai vu une façon de faire si je puis dire à l'ancienne : la paraffine à l'eau chaude ». « J'ai dû voir ça dans un livre quelque part donc je savais le matériel qu'il fallait, mais comment on faisait tout ça c'est une collègue aide-soignante qui m'a guidée, parce qu'elle était dans un service où on déléguait ce soin aux aides-soignantes ».* Les élèves se questionnent par rapport à cet acte en disant « *bah écoutez à l'école on a vu que ce n'était pas l'aide-soignant,* il y *a des anciennes qui vont dire « oui mais on l'a toujours fait ».*

Le fait de ne pas connaître le programme de formation, et le référentiel d'activités, entraine que les aides-soignants se réfèrent aux élèves pour éviter le dépassement de compétences.

Ce qu'il faut retenir

> Il est évoqué des glissements de tâches par rapport à l'organisation du service. Des formations informelles ont parfois permis aux aides-soignantes d'apprendre certains gestes, par exemple l'aspiration endotrachéale, le branchement de l'alimentation entérale. Il est évoqué l'aide à la prise des médicaments.
>
> Les glissements de tâches existent dans les services spécifiques pour pallier l'urgence, ou lors du travail en binôme.

9. Les représentations du métier d'aide-soignant

Malgré l'évolution des compétences aides-soignantes, il est parfois considéré comme le dernier maillon de la chaîne, avec une connotation négative du métier.

Barbara aide-soignante depuis 1982, dit que « *ce n'est pas un métier facile* », le choix de ce métier demande une réflexion « *ce n'est pas la peine de te lancer parce qu'une carrière c'est très long et puis ce n'est pas la peine de faire ça parce que ça n'intéresse pas, quoi ».* Elle explique qu'il faut avoir beaucoup de *« tolérance », « nous sommes quand même toujours en relation avec les humains, avec les personnes quand même qui sont malades, qui sont dépendantes, qui sont demandeuses, parfois un peu agressives ».* Elle précise que c'est un métier physique et mental très difficile.

Pour Diane, l'aide-soignant est la personne qui est le plus proche des patients. Elle intensifie son idée par « *si on enlève l'aide-soignant de l'équipe je pense que c'est vraiment une chaîne qui se casse* ». Pour elle l'aide-soignant est un acteur *« moteur du service ».* Pour l'aide-soignante le respect de l'autonomie des patients est indéniable elle ajoute « *c'est un combat quotidien...* ». L'observation des patients permet de transmettre les informations au plus vite à l'infirmière. Elle fait part également de la diversité des endroits dans lesquels les aides-soignants peuvent exercer : elle cite la médecine, l'établissement d'hébergement des personnes âgées dépendantes « *le métier est varié* ». « *On a le choix de faire aide-soignante auprès de la personne âgée, on a le choix d'exercer en neurologie, au bloc parce qu'y a une aide-soignante au bloc.* ».

Son métier ce n'est pas uniquement réaliser des toilettes, elle précise « *nous ne sommes pas là pour laver des gens, déjà, nous sommes là déjà pour s'assurer du bon fonctionnement du service* ». Elle énumère les différentes missions de logistique (commande de matériel par exemple), de communication, d'observation clinique du patient. Pour elle son rôle ce n'est pas seulement de réaliser des toilettes, elle a des responsabilités par rapport à la spécificité du service. Elle trouve que c'est un métier qui demande de l'adaptabilité, cependant Diane exprime plusieurs fois qu'elle aime son métier, que « *tous les jours sont différents...* ». « *La fonction d'aide-soignant je trouve que c'est le pilier. Après je ne veux pas exagérer mais si vous enlevez l'aide-soignant d'une équipe médicale, qu'est-ce qui reste honnêtement* ».

Léontine qui travaille en médecine, nous explique que sa mission est de « *prendre en charge la personne dans sa globalité pour un bien-être physique, moral, psychologique. C'est être toujours présent, être à l'écoute* ». Elle énumère les différents soins qu'elle réalise concernant l'accompagnement des actes de la vie quotidienne, dans le respect de l'autonomie du patient.

Elle évoque la prise des paramètres vitaux « *ça rentre dans nos compétences de prendre les constantes. Pour le patient c'est quand même beaucoup plus agréable surtout quand il souffre, de... je ne vois pas l'intérêt de le manipuler je ne sais combien de fois* », elle précise l'intérêt pour le patient. L'aide-soignante connaît son champ de compétences.

Elle confie qu'elle ne souhaite pas être infirmière trouvant que « *maintenant y a beaucoup d'administratif. On leur demande beaucoup plus de choses au niveau écrit et auprès du patient elles ont plus le temps ».*

Léontine « *adore* » son métier, elle ajoute « *c'est toujours aider les gens, puis le relationnel, enfin, être auprès des gens ».* C'est un accompagnement pour les soins comme elle le précise. Elle ressent le besoin d'apprendre « *on apprend toujours en collaboration avec l'infirmière ».*

Myriam pense être *« un peu le bras droit de l'infirmière* ». Elle argumente ses propos par des exemples, aider *« l'infirmière à préparer son matériel, calmer la patiente, avant la prise de sang, des gestes tout simples* ». Le travail en binôme existe dans le service, cela permet à l'aide-soignante de répondre à son souhait d'approfondir ses connaissances, *« on voit plus de soins techniques et moi c'est ce que je recherchais. ».* Elle se remémore sa formation, *« à l'école on nous apprend des choses, prendre le temps, prendre soin, c'est une belle image. Ce n'est pas comme ça tous les jours. On essaye au mieux* ». La réalité du terrain fait que l'aide-soignante est parfois découragée. Cependant elle trouve du réconfort grâce aux remerciements des familles. Pour elle, parfois « *c'est un métier compliqué »,* elle remarque qu'elle ne pensait pas cela à la fin de sa formation. Le temps lui a fait prendre conscience des contraintes comme les horaires, la gestion de la vie de famille, la réalisation de soins éprouvants « *quand on a des séries de décès... ».* D'après les patients, l'aide-soignant serait « *leurs yeux et leurs oreilles parce qu'on est souvent auprès d'eux ».* L'aide-soignante emploie le mot aide-soins au lieu d'aide-soignant.

Pour Gauthier la représentation qu'il se faisait du métier est confirmée il dit « *c'est tout à fait l'image de l'aide-soignant que je pensais*. » Sans surprise par rapport au rythme de travail.

Benoit dit *« je pense et je l'affirme que nous sommes le premier maillon de la chaîne ».* Il explique qu'il est proche du patient, qu'il s'occupe de lui de son réveil à son coucher, qu'il voit quand le patient *« angoisse, quand il est « douloureux ».* Le relationnel a beaucoup d'importance pour lui, il dit qu'il faut *« avoir beaucoup d'empathie déjà dans ce métier et c'est prendre en soins le patient de A à Z dans sa globalité* ». Il évoque la proximité avec le patient voire parfois la complicité.

Suzanne dit « *suppléer les fonctions de l'infirmière », « on dépend toujours de l'infirmière* », « *elle nous délègue toujours ses soins* ». D'après ces propos l'aide-soignante réalise le travail de l'infirmière, elle aide l'infirmière. Elle ajoute *« on suppléait même les kinés ».* Suzanne donne un exemple concernant un appareillage et l'éducation auprès du patient. « *Au moment du coucher parce qu'il faut laver le manchon, il faut leur dire que cela fait partie d'eux aussi ne pas oublier le moignon parce que parfois ils l'oublient aussi, pour la toilette pour tout, on suppléait tout le monde ».*

Constance évoque que « *c'est un beau métier* ». Aimant le contact avec les patients, ce métier lui a toujours plu. Elle se réfère à ses débuts de carrière, la chirurgie lui a permis d'acquérir des notions importantes dans la prise en charge des patients, sa curiosité lui a permis d'apprendre. Elle met en avant le rythme dans le travail *« on court tout le temps* ». Pour elle, son rôle c'est *« soigner, c'est écouter, c'est apporter le petit truc qui fera que le patient ira mieux. ».* Elle donne comme exemple « proposer un shampooing » « bavarder cinq minutes ».

Baptiste, quant à lui, exprime : *« je pense qu'on est un peu les yeux des médecins et des infirmiers ».* Cette représentation est une idée assez forte, il l'argumente en expliquant que l'aide-soignant est très proche du résident, ce qui permet une observation de l'état de santé de la personne « *nous on va peut-être plus facilement les repérer. En étant plus près de la personne on les connaît peut-être un peu mieux* ». Pour lui, l'aide-soignant est « au centre » de l'équipe ».

Le choix d'être aide-soignant vient de la proximité avec le patient. Anthony l'explique dans son discours, *« on est quand même plus proche d'eux, au moment des soins, on a plus le temps de discuter ».*

Il n'est pas surpris des représentations négatives sur le travail en EPHAD (Etablissement d'Hébergement pour Personnes Agées Dépendantes) mais il met en avant le fait qu'il prend le temps pour réaliser ses soins dans le souci du bien être des résidents.

Pour lui il fait « *partie de l'équipe paramédicale, on forme une équipe donc c'est l'équipe, le pilier* ». Il ajoute que l'aide-soignant est très proche des résidents.

Les représentations du métier aide-soignant du côté des infirmières.

Pour Jeanne, l'aide-soignant est un professionnel « qui *est au plus près du patient* ». L'aide-soignant réalise des soins de nursing, cette proximité permet de transmettre des informations sur la personne soignée, tels sont les propos de l'infirmière. Elle évoque, en comparant avec son expérience en tant qu'aide-soignante, que « *l'approche est différente* » avec le patient. Elle donne l'exemple de la toilette *« c'est plus intime ».* Elle « *délègue la surveillance clinique* ». Elle donne des exemples, la prise en charge de la douleur *« pas donner les antalgiques mais la pose de glace ou mettre en position antalgique. La surveillance du pansement …* », *« c'est eux qui prennent la température. », « des prises de tensions c'est très rare ».* L'infirmière évoque également « *c'est important de travailler ensemble pour le bien-être du patient* ».

Océane nous expose son point de vue sur le métier d'aide-soignant. Le métier aide-soignant est pour elle, avant tout, une « *complémentarité avec le métier* infirmier ». Elle évoque l'importance de travailler en binôme, c'est un idéal pour elle. Pour Océane, le métier d'aide-soignant *« consiste à pallier la perte d'autonomie du patient, déjà dans un premier temps, et puis aussi à avoir un rôle éducatif, formateur pour les patients ».*

Elle ajoute que l'aide-soignante est là pour aider l'infirmière *« parce que l'infirmière, à la base, doit prendre en charge un patient dans sa globalité. On ne peut pas pallier tous les soins. Et donc l'aide-soignante est là pour nous aider dans ce que l'on appelle les soins de base auprès du patient ».* Elle évoque la pénibilité du travail de l'aide-soignant, donnant l'exemple de la manutention, accentuant ses propos par cette phrase *« je pense qu'au niveau physique, ce sont des professionnelles de santé qui trinquent quand même beaucoup ».*

Océane, nous confie avoir exercé en tant qu'aide-soignante pendant ses études, c'est pour elle un métier difficile physiquement, elle dit que *« c'est un métier ...que je n'aurais pas fait toute ma vie ».* Elle met en évidence le côté relationnel de ce métier, cela le rendant très intéressant.

Pour Brigitte, l'aide-soignant travaille en équipe, ils travaillent *« sur délégation »,* elle ajoute *« enfin tous les soins qu'elles font peuvent être faits par des infirmières ».* Elle cite les soins de nursing, les réfections de lits. Elle ajoute « *elles s'occupent bien sûr du confort, du bien-être du patient dans les installations, toilettes toujours entourées, respect de l'hygiène, du confort, ça c'est dans leurs attributions...* ».

Brigitte pense que l'aide-soignant est plus proche du patient que les infirmières « *elles sont autour, quand même, de l'intimité.* ». Pour elle *« le moment de la toilette c'est quand même un moment très particulier, ou la pose d'un bassin, c'est quand même elles qui sont aux premières loges. Elles sont quand même souvent douées de beaucoup de bienveillance. ».* Elle ajoute qu'elle va parfois aider les aides-soignants mais précise *« on a d'autres soins techniques plus importants qui nous prennent plus de temps ».*

Pour Alice, le métier d'aide-soignant ce sont les soins de nursing qu'elle délègue, elle dit plus précisément *« c'est quelque chose que je délègue, sur le nursing en fait, je délègue aux aides-soignants ».* Elle travaille de temps en temps avec eux, réalisant donc des soins d'hygiène et de confort. L'aide-soignant effectue le réapprovisionnement du matériel dans les chambres à sa place. Elle remarque que l'aide-soignant a une grande connaissance de la personne soignée *« ils connaissent encore mieux nos patients, nous on les connaît déjà bien mais je trouve qu'eux, rien qu'en faisant la toilette... »*. Ayant travaillé en poste de nuit, elle dit « *heureusement qu'ils sont là »*, elle avoue parfois que c'est l'aide-soignant qui « *l'encadrait* » lors de la réalisation de soins qu'elle ne connaissait pas en tant que jeune diplômée. Pour elle, les aides-soignants « *c'est vraiment un coup de main* ». Elle précise qu'elle ne délègue pas ses soins aux aides-soignants « *je faisais tout ce qui était infirmier »*. Alice évoque également la communication avec les familles qui peuvent transmettre des informations concernant la prise en charge du patient.

Dalhia exprime l'importance de travailler ensemble *« on est tous là pour le patient ». Pour elle « une équipe sans aides-soins ça ne peut pas fonctionner parce que ce n'est pas possible, une équipe sans infirmière ce n'est pas possible ».* Elle évoque l'importance de la présence d'une aide-soignante ayant de l'expérience dans le service *« toute jeune diplômée infirmière, on est bien contente d'avoir des anciennes aides-soignantes qui savent un peu dire « non là ce n'est pas ça ».*

Dalhia estime par cette image très forte « *l'aide-soignante c'est mes mains et c'est mes yeux. J'ai besoin de savoir tout ce qu'elle sait sur le patient... », « ...pour moi les aides-soins ce sont mes yeux, ce sont mes mains. »*. Des exemples viennent renforcer ces propos « *...si elles voient qu'il y a une petite plaie, elles me remontent l'information. Après s'il y a une rougeur elles vont faire l'effleurage et après elles vont me dire « il y a ça » ... ».*

L'infirmière emploie le mot aide-soins au lieu d'aide-soignant.

Pour Sabine l'aide-soignant exerce « *le rôle propre de l'infirmière* ». Elle approfondit ses propos en ajoutant que c'est la prise en soin du patient pour le confort. Elle ajoute que *« c'est un complément avec l'infirmière. Elles ont leur façon de penser aussi qui peut être mise en avant. Tout le monde a le droit d'avoir des idées bien définies sur une prise en charge et elles peuvent nous apporter des éléments »,* elle met en évidence la place primordiale et indispensable de l'aide-soignant dans une équipe de soin. Pour l'infirmière le rôle de l'aide-soignant ce n'est « *pas que des toilettes, ah non sûrement pas »*. Elle met l'accent sur le fait que les infirmières du service font également des soins d'hygiène et de confort. Elle ajoute *« c'est un travail d'équipe »*, *« on ne saurait pas faire sans elle. »*. Sabine emploie le mot aide-soins au lieu d'aide-soignant.

Pour Marion, le fait de connaître la formation aide-soignante, l'intensité de la formation, les connaissances, permet à l'infirmière d'avoir une représentation positive sur le métier aide-soignant « *l'expérience de mes collègues aides-soignantes qui ont peut-être 10, 15, 20, 25, 40 ans de boîte et en plus de différents services, elles ont vu, elles ont frôlé certaines situations que je n'ai pas apprises »*.

Ayant exercé en tant qu'aide-soignante pendant les vacances lors de sa formation Marion précise *« j'ai également fait des remplacements aide-soignant pendant mon cursus puisque j'ai acquis certaines compétences grâce à l'école d'infirmière »*, cette expérience lui fait dire que le métier d'aide-soignante « *est un des métiers de professionnels paramédicaux qui est au plus près des patients. Pour moi c'est indéniable.*

Ce sont elles qui sont plus auprès d'eux, bientôt même plus que nous les infirmières ». Elle explique qu'elle perçoit son métier comme un métier où « *60 % qui est en dehors de la chambre »*, *« on a beaucoup d'actions qui sont menées derrière, dans les bureaux, sur l'ordinateur, sur les papiers, au secrétariat, en rapport avec tout ce qui est imagerie ... »*.

Par des exemples, Marion accentue le fait que l'aide-soignant est proche de la personne soignée, ce qui lui permet d'observer l'évolution de l'état clinique du patient, *« ce sont elles qui sont en première ligne, qui le voit parfois dans des conditions que nous on ne voit pas : l'état cutané, les tremblements, les transits... ». « J'ai plus à apprendre bientôt de mes collègues aides-soignantes... »*.

Elle considère que l'aide-soignante *« au niveau du patient, c'est le premier pilier de l'hôpital puisque ce sont elles qui les aident* ». Marion image ses propos en disant que l'aide-soignant

« c'est la coordination, l'œil quoi, ils ont une vision sur tout, et globale ».

Pour elle, l'infirmière et l'aide-soignante ne vont pas l'une sans l'autre *« puisque ce sont deux métiers qui sont en coordination, en jonction, tout le temps, effectivement pour moi l'une ne peut pas travailler sans l'autre ».*Pour elle, c'est un métier qui permet une prise en charge globale de la personne soignée *« c'est un métier qui englobe énormément de choses puisqu'on est sur un accompagnement total, que ce soit de la toilette ou juste à se lever, ou aider à manger, ou aider à s'installer par exemple »*, en s'adaptant au degré de l'autonomie et à la pathologie et « *la spécificité de l'intervention »* de la personne, Marion renforce son idée en disant que *« ce sont deux métiers distincts dans la fonction, dans la manière de fonctionner dans le service, c'est distinct puisque chacun a son rôle ...c'est la continuité, infirmière c'est la continuité d'aide-soignante ».*

Elle met en évidence la collaboration qui existe entre l'aide-soignant et l'infirmière dans le service de chirurgie. « *...ici on travaille énormément en collaboration avec nos collègues aides-soignantes, que je n'ai pas retrouvé dans mes stages en étant étudiante infirmière ».* Marion stipule que dans le service *« il y a une coordination, elles partagent les informations qu'elles ont recueillies comme je vous le disais l'évolution, donc du patient, et ce qui permet d'évoluer, d'adapter la prise en charge même au niveau médical, au niveau prescription, ça c'est très important la coordination »*

Ce qu'il faut retenir

Les compétences sont parfois méconnues des patients provoquant des réflexions blessantes pour les aides-soignants.

L'aide-soignant apparaît comme la personne réalisant les toilettes, la réfection des lits, des activités considérées comme relevant du« sale boulot ». La représentation du métier est parfois à connotation négative.

Les aides-soignantes s'identifient comme étant le bras droit de l'infirmière, les *« yeux et les oreilles ».* Toutes mettent en évidence la notion d'aide. L'aide aux soins infirmiers, préparation du matériel, aider à maintenir le patient pendant un soin. Les aides-soignantes et l'aide-soignant emploient le mot aide-soins.

Les infirmières considèrent le métier d'aide-soignant comme une aide. Une infirmière emploie le terme *« c'est mes mains, c'est mes yeux »*, nous montrant l'importance de la confiance accordée. C'est un professionnel qui est au plus près du patient.

L'aide-soignant est considéré comme le premier maillon de l'équipe. Il est apprécié pour sa compétence relationnelle grâce à sa proximité avec la personne soignée.

Le métier est qualifié « de beau métier », parfois la pénibilité tant physique que psychologique est évoquée

10. La reconnaissance du métier d'aide-soignant

La reconnaissance d'un métier se traduit de différentes manières. Selon le contexte, la reconnaissance de la personne, l'investissement au travail, la pratique au travail. L'ensemble axé sur les compétences professionnelles.

Barbara emploie le mot « *valorisant* » pour qualifier sa fonction. Elle donne comme exemple la reconnaissance du patient, « *par rapport aux gens quand ils sont vraiment gentils avec nous, c'est vrai il y a des gens qui sont très reconnaissants* ». Elle trouve satisfaisant pour elle d'avoir cette reconnaissance. Barbara qualifie sa place dans l'équipe comme satisfaisante.

Lors de l'entretien avec Nadia, la notion de reconnaissance a pris une place importante tout au long du discours. Tout d'abord la reconnaissance des étudiants infirmiers, elle relate qu'un étudiant de première année infirmier peut être surpris du métier d'aide-soignant. De ce fait, l'aide-soignante insiste sur les soins d'hygiène afin que les étudiants prennent en soins les patients dans la globalité, « *on insiste pour que les premières années réalisent les soins d'hygiène au moins de trois patients... parfois ce n'est pas bien pris, ils sont élèves infirmiers, c'est dommage ...* ». Pour l'aide-soignante, les étudiants préfèrent les soins plus techniques.

Nadia ajoute « *je pense qu'à l'école, peut-être, ils n'insistent pas assez parce que c'est la base, quand on est infirmier, on peut être amené à travailler avec un aide-soins.* ». Elle évoque l'importance de la connaissance du travail de l'aide-soignant dès l'intégration en formation. Pour elle, le comportement des étudiants, dès la formation, a un impact sur le professionnel qu'il deviendra « *... et on n'aura pas de coup de main plus tard ..., on se dit ce sont nos futurs collègues quoi ...* ».

L'aide-soignante suggère que la collaboration aide-soignant / infirmier devrait être travaillée à l'institut de formation infirmier. La reconnaissance du médecin du service semble faire défaut, elle l'exprime : « *par rapport au médecin, j'ai envie de dire que le médecin ne sait pas trop qui on est clairement, c'est malheureux mais voilà ».* Pour elle, l'infirmière semble mieux reconnue par le médecin.

Nadia emploie des mots forts, elle se considère comme le bras droit de l'infirmière « *l'infirmière, on est son bras droit on va dire, elle nous appelle quand elle a besoin et nous vice et versa voilà ».* Elle évoque que son entourage ne connaît pas son métier et pense que celui-ci ne consiste qu'à la réalisation des soins de base. Elle souligne « *pour mon entourage personnel, mon travail, c'est faire des toilettes et puis voilà mais je ne fais pas que ça, j'ai beau leur dire. Ils ne connaissent pas mon métier... ».*

Nadia trouve que le métier n'est pas assez reconnu. Ces propos nous le montrent « *je trouve que le métier aide-soignant n'est pas assez reconnu même dans les médias on entend souvent les infirmières, les médecins, mais pas les aides-soins* ». Ce manque de reconnaissance ne lui fait pas regretter ce métier, elle ajoute « *je ne ferais pas mes études d'infirmière quoi qu'il en soit...ce sont des périodes difficiles mais on aime notre métier ».*

La spécificité de son poste semble donner à Diane une reconnaissance dans son service. L'aide-soignante a pour mission d'accueillir les patients souffrant d'apnée du sommeil. Diane s'occupe donc de la polysomnographie. Elle a formé les infirmiers de son service « *pour qu'ils sachent remettre un capteur* » Elle ajoute « *c'est un peu inhabituel ici ce sont les aides-soignants qui font ça* ».

Pour elle, le fait d'avoir cette fonction est « *valorisant* », cela lui a « *permis aussi d'être utile et d'être titularisée assez rapidement ».* Elle est également référente hygiène, elle ajoute « *j'aime beaucoup la variété...* ». Diane participe à la réalisation d'audits sur l'hygiène des mains. Elle explique qu'elle aime évoluer, et souligne que « *on peut évoluer dans le métier d'aide-soignant ... ».* Pour cela elle aime suivre des formations pour elle « *c'est valorisant parce qu'on a quand même des connaissances autres, on se forme, on a quand même des responsabilités, on rencontre pleins de gens, on participe aussi à des réunions, des congrès de pneumologie... ».* Diane met en évidence que le poste qu'elle occupe lui permet d'être « *un acteur actif* », il est important pour elle d'ajouter « *alors que je ne suis pas infirmière et je suis considérée* ». Elle pense que le métier aide-soignant est « *un métier à part entière* » cependant elle ajoute, *« on croit souvent que l'aide-soignant est mal reconnu, et c'est vrai... ».* Malgré ce propos, elle explique que certains médecins aident les aides-soignants « *moi j'ai déjà vu des médecins m'aider pour relever quelqu'un... comment vous faites parce qu'il faut relever le patient mais je ne sais pas comment faire ».* Les médecins ont une reconnaissance du travail de l'aide-soignant. Elle nous donne un second exemple qui permet de voir la reconnaissance des compétences de l'aide-soignant. Lorsque le gériatre réalise la visite de ses patients, s'il a besoin d'une information concernant la surveillance alimentaire ou hydrique, c'est à l'aide-soignant qu'il s'adresse.

Léontine dit *« je me sens à ma place, je ne me sens pas le dernier maillon de la chaîne ».* Elle trouve que, dans le service de médecine, tout le monde a une place importante au sein de l'équipe pluridisciplinaire « *s'il manque l'aide-soignante, ça ne va pas et s'il manque l'infirmière, ça ne va pas ».*

« *En tout cas, dans notre service on n'a pas à se plaindre* ». Léontine se sent reconnue au sein de l'équipe. Elle pense que « *c'est un métier qui évolue* » et éprouve le besoin d'apprendre *« j'aime toujours apprendre, une pathologie que je ne connais pas, je vais forcément demander, comme sur un traitement par exemple, les effets indésirables ... ».*

Myriam fait part de son agacement concernant le manque de reconnaissance, ses dires nous le font penser *« j'ai ... oui un ras-le-bol un peu de tout après je pense que c'est général.*

Un manque de reconnaissance aussi. Mais pas vis-à-vis des cadres, c'est beaucoup plus haut. ».

Lors d'un échange avec un professionnel de santé, elle fut choquée par cette réflexion « *l'aide-soignant n'a pas besoin de se poser énormément de questions, ce n'est pas ce qu'on lui demande* ». De ce fait, elle pense qu'il y a un manque de reconnaissance.

Myriam ajoute qu'elle entend cela très régulièrement, *« on nous dit l'aide-soignante reste à sa place, ne doit pas déborder... après ce n'est pas parce qu'on est aide-soignante qu'on ne se pose pas de questions et qu'on n'a pas envie d'apprendre, quoi »*. Elle termine en disant que « la place de l'aide-soignante, dans une équipe, est importante ».

Karen trouve qu'il y a une bonne entente dans son service, « *on est tous soudés* », elle pense que le patient se rend compte de cela. Elle se rappelle le stage où l'ambiance dans l'équipe n'était pas bonne, ce qui a rendu difficile son intégration. « *Il y a des endroits, lors d'un stage que j'ai fait, ça se voit vraiment que l'aide-soignante est en bas, l'infirmière au-dessus... », « un peu l'air de dire, c'est la petite aide-soignante qui parle, elle ne sait pas ». « Cela étant, je vous dis, je n'y étais qu'en tant que stagiaire* ». Pour elle, l'aide-soignant est reconnu par l'équipe, que ce soient les médecins, les infirmières. Elle ajoute « *le médecin nous écoute, il nous fait confiance* ». Karen, emploie le mot aide-soins au lieu d'aide-soignant.

Adèle dit se sentir à sa place « *je me sens bien à ma place, on a quand même une place importante, nous, les aides soins ...* ».

Elle insiste sur le fait que l'aide-soignant a une place primordiale dans l'équipe de soins. Elle ajoute être « *les yeux de l'infirmière* ». Pour elle, le travail en collaboration permet d'avoir une place importante.

La reconnaissance des aides-soignants est présente dans le service elle précise « *vis à vis des collègues tout ça, oui en général je dirais on a de la reconnaissance* ».

Elle met en évidence que la personnalité peut avoir une influence sur la reconnaissance « *après ça dépend la personnalité, ça dépend des gens, il y a des gens qui ont plus ou moins de respect*

... », « il y a des gens qui ont de la reconnaissance d'autres qui en ont moins... ». Elle évoque également la reconnaissance de son métier par les patients, ses collègues, les cadres, elle précise « *un peu les médecins* », même si cette reconnaissance n'est pas montrée elle ajoute *« dans l'ensemble je me sens reconnue ça va, je ne me plains pas de ça ».*

Pour Gauthier , l'aide-soignant a une place très importante dans une équipe de soins, *« peu importe le corps de métier on a tous un mot à dire sur un patient. Les aides-soins sont aussi ceux qui voient le plus les patients. Donc c'est vrai je pense qu'il faut prendre plus souvent en considération ce qu'on a à dire. », « C'est vrai que le médecin n'hésite pas à nous solliciter. Ici oui, on est reconnu. ».* Rappelons que Gauthier travaille dans un service de neurologie.

Il ajoute que le travail en binôme avec l'infirmière apporte une reconnaissance des compétences de l'aide-soignant il emploie le mot « *énormément* », il insiste sur le fait que l'infirmière réalise des toilettes. Il accentue ses propos en ajoutant « *...c'est bien le travail en binôme ».* Pour lui le travail en binôme est un moyen de reconnaissance. L'aide-soignant emploie le mot aide-soins au lieu d'aide-soignant.

Pour Benoit , il lui *« manque une reconnaissance que ce soit déjà au niveau de l'encadrement, on est considéré vraiment comme plus ou moins un pion ».* Il pense qu'une réflexion sur le travail effectué serait la bienvenue. Il serait satisfait de cette attention. Il ajoute « *cela nous motiverait encore plus, d'en faire encore plus ».* Il évoque ensuite le salaire qui devrait être valorisé au regard de l'année de formation. Benoit est satisfait de la reconnaissance des familles il entend parfois *« tout le monde dit qu'il ne pourrait pas exercer ce métier ça plaît ou ça ne plaît pas, ils ont beaucoup d'empathie ».*

Cependant, il explique, qu'au niveau de son entourage, il emploie, en parlant de son métier, des mots durs à entendre, représentant les tâches ingrates, la souillure « *vous allez torcher des c..., voilà c'est tout à fait le reflet de l'aide-soignant, du métier d'aide-soignant alors moi je suis un peu en colère ».* Il se défend en leur expliquant que son rôle ne s'arrête pas à ça et que l'aide-soignant est important auprès de la personne soignée. Il pense être « *en première ligne* » pourtant il dit : « *je n'ai pas l'impression que je suis valorisé, on ne ressent pas une valorisation* ». Il explique qu'il effectue, auprès des infirmières, des transmissions importantes permettant de résoudre un problème.

Cependant, c'est l'infirmière qui transmet ce problème au médecin. De ce fait, il se « *sent un peu à l'écart* » « *exclu* ». *Il ajoute « c'est rare que le médecin vienne voir à chaque fois un aide-soignant...* ».

Il ajoute « on n'est pas reconnu, on est toujours mis de côté, c'est toujours l'infirmière qui fait les transmissions... » Pour lui, l'infirmière a plus de considération par le médecin et la hiérarchie. Mais Benoît souligne qu'en tant que stagiaire, il effectuait ses transmissions orales et écrites « *en tant qu'élève on se forçait et on s'obligeait à noter dans les dossiers, justement, pour avoir une trace* ». « *Alors maintenant, je ne vais pas dire que cela ne se fait plus mais cela se fait moins* », il explique qu'il transmet à l'infirmière, « *qui note mais ça m'arrive encore de noter dans les dossiers et je pourrais le faire plus ça c'est vrai...* ». Il ajoute « *c'est un tort de ne pas transmettre* ». Le fait de ne pas réaliser les transmissions, l'aide-soignant n'est pas reconnu par la traçabilité de ses actes.

Corine, aide-soignante en rééducation, pense que la reconnaissance vis-à-vis des infirmières est présente mais elle dit « *le problème c'est que même au niveau de la reconnaissance, au niveau du statut, au niveau de notre salaire, au niveau de notre travail, il n'y a pas d'évolution, quoi.* ». Elle pense que le personnel hospitalier a besoin de plus de reconnaissance, que se sont « *des personnes méritantes parce que c'est difficile* ». Pour elle, l'aide-soignant est toujours confronté à la souffrance, la douleur de la personne soignée. Elle ajoute « *les patients ont besoin des aides- soignants* ». Corine évoque le manque de reconnaissance de la part de la hiérarchie, par rapport à son début de carrière. Elle argumente, en disant que le rythme de travail est devenu soutenu, pour elle il faut du rendement elle accentue ses propos en parlant de la tarification à l'acte.

« On doit bientôt travailler de plus en plus avec moins d'effectifs parce qu'il y a beaucoup de patients mais en réalité on doit aller vite, mais au niveau des plannings il faut être modulable un peu plus parce qu'on a besoin, il manque tel ou tel personnel. ». Elle trouve que sa fonction « *c'est le rôle propre de l'infirmière. Donc c'est valorisant je trouve* ».

Suzanne pense que les aides-soignants ont une place primordiale dans une équipe de soins, étant proches des patients. Pour elle le patient se confie plus à l'aide-soignant qu'à l'infirmière. Elle évoque les dires d'un médecin « *les aides-soignants si vous n'êtes pas là on n'est rien* ». Pour l'aide-soignante tous les membres de l'équipe sont importants *« nous sommes vraiment complémentaires, on est une équipe. »* Elle ajoute « *ici c'est une famille ce n'est pas une équipe c'est une famille avec chacun à son rang quand même...* ».

Rachel, dans son discours mentionne que « *les patients sont très exigeants », elle se sent obligée, parfois, de recadrer gentiment les personnes en disant *« vous avez affaire à du personnel soignant, nous ne sommes pas vos boys », « moi je suis infirmière toi tu n'es qu'une aide-soignante mais ici ils savent tous que, voilà, que je suis aide-soignante mais que j'ai mon vécu quand même donc, il ne faut pas me raconter n'importe quoi et me faire faire n'importe quoi ... »* Elle nous donne l'exemple de l'infirmière qui ne répond pas à l'appel d'un patient, alors que c'est pour un traitement, et demande à l'aide- soignante de se déplacer. Un autre exemple vient renforcer ses propos, la réalisation de la stérilisation « *d'autres personnes se laissent faire, leur stérilisation je ne leur fais pas ! Je regrette...* ».
Pour Rachel, le fait que le patient lui confie des choses personnelles, montre une confiance envers elle, *« ils me disent toujours, avec vous on a confiance, on peut discuter ».* Pour elle, tout le monde dans l'équipe est indispensable. *« Tout le monde est essentiel. Nous sommes tous essentiels ».*

Constance pense qu'il faut valoriser le métier aide-soignant. Elle trouve que la reconnaissance de son travail a diminué par rapport à son arrivée dans le service. Elle trouve que le rythme de travail a changé *« on a moins de temps à accorder au patient. », « c'est toujours vite, vite... »*. Elle ajoute « *si je vois que ç'est un ou une élève qui arrive les bras tombants et puis qui n'est pas curieux, là non je ne m'investis pas »*.

Pour Constance, l'aide-soignant a une place importante dans l'équipe de soins. *« Je trouve qu'elle est importante parce qu'on en revient toujours à la même chose, le patient nous voit beaucoup plus que l'infirmière* ». Elle renforce ses propos en disant que l'aide-soignant est un maillon fort de l'équipe, *« c'est nous qui sommes déjà aux premières loges »*, cependant elle précise qu'elle souhaite « *être plus valorisée* », par rapport à l'infirmière. Elle donne l'exemple des transmissions faites par l'aide-soignante, c'est l'infirmière qui les transmet au médecin, malheureusement c'est l'infirmière qui a la reconnaissance par le médecin, elle ajoute *« alors parfois nous on dit « non c'est nous »*. Le patient manque parfois de reconnaissance envers les aides-soignants *« puis ils ont une façon de parler, ils se croient limite à l'hôtel, on est là pour les servir ... »*. Elle ajoute qu'elle répond aux patients, *« Non Monsieur »* ou *« Non Madame, on n'est pas là pour vous servir, nous sommes là pour vous soigner », « jamais ou rarement on a des attentions venant d'un patient. »* Elle conclut en disant « *un peu de valorisation ça nous ferait du bien »*.

Baptiste a dû faire face aux remarques pour l'arrêt de sa formation infirmier et son choix d'être aide-soignant, il accentue son ressenti en disant *« bon maintenant c'est vrai que je ne m'en occupe plus ... »*. Il explique que, n'ayant pas suivi la formation aide-soignante, des doutes se sont installés « *c'est vrai, qu'au début, c'est un peu plus compliqué de se lancer, si je peux dire, parce qu'on n'a pas la même formation »*. Cependant, ses stages réalisés dans des services spécifiques comme la médecine, par exemple, lui ont permis l'acquisition *« des bonnes bases sur ce qui était la toilette, l'installation de la personne, surveillance, tout ça, donc ça m'a aidé. » Il ajoute « mais c'est vrai, qu'au début, selon la compréhension de la personne, certains se disent « il aurait pu être infirmier, il a arrêté ... ».* L'aide-soignant relate que certaines réflexions des familles sont déplaisantes. Baptiste pense « *avoir fait* » sa place dans l'équipe. Il accentue sa réflexion en disant *« je pense que oui, maintenant j'ai ma place dans l'équipe. Même au début je n'ai pas eu de souci particulier à m'intégrer. »*

Jeanne, infirmière, insiste sur la compétence relationnelle et reconnaît que l'aide-soignante « *fait le relais, elle nous donne les informations importantes, et aussi elle rassure » elle compare l'aide-soignant à un psychologue. ». « La prise en charge psychologique, c'est eux qui gèrent entre guillemets. Je pense qu'elle est importante. ».* Elle reconnaît, en étant jeune diplômée, avoir apprécié travailler avec des aides-soignants expérimentés. Pour elle, les aides-soignants ne sont pas reconnus à leur juste valeur « *elle n'est pas reconnue, je ne trouve pas », « pas assez, non ce n'est pas assez valorisé comme travail. Même nous je trouve que ce n'est pas assez ».* Elle suggère qu'il faudrait « *peut-être une augmentation de salaire* ». Les patients prennent parfois les aides-soignants « *pour des dames à tout faire ».* Le métier est mal connu. Elle ajoute que l'aide-soignant est « *un élément clé. Sans lui, on ne pourrait pas faire nos soins* ».

Pour Océane, infirmière en rééducation, c'est un métier *« qui est très peu reconnu »,* elle ajoute tout comme le métier d'infirmière.

Les raisons sont, pour elle, la méconnaissance de ce métier, le jugement trop hâtif, *« parce qu'on a tendance, peut-être à mal juger ce métier. Et à dire que pour faire certains actes n'y a pas forcément besoin de savoir tout ça. ».*

Elle espère une évolution de la formation qui pourrait apporter une « revalorisation », de leur travail, de leur salaire. Mettant en évidence les conditions de travail, les horaires, le métier difficile.

Elle évoque, également, les responsabilités de la prise en charge spécifique au service *« quand elles font le transfert d'un patient, il peut tomber, elles jugent un petit peu à chaque fois ce qu'il peut faire, ce qu'il ne peut pas faire, les régimes alimentaires, elles surveillent les plateaux, elles disent c'est tel régime, pas tel régime, elles les connaissent* ».

Elle réalise que les infirmières participent à des congrès, des formations, qu'il y a un « *ordre infirmier* », l'aide-soignant ne peut pas s'installer en libéral, voici tous les exemples cités par l'infirmière qui montrent pour elle le manque de reconnaissance.

Brigitte dit « *on a peut-être des soins plus valorisants* ». Cependant l'infirmière reconnaît les compétences de l'aide-soignant par rapport à la prise en charge de la personne amputée « *niveau de l'appareillage, poser la prothèse, si c'est une ancienne, on ne va pas aller vérifier à chaque fois qu'elle le fait, on lui fait confiance* ». Elle pense que « *ça valorise certainement un peu plus, ce sont des tâches un peu plus valorisantes que poser un bassin, faire une toilette, tout ça* ».

Pour Brigitte, le fait de réaliser un soin ne faisant pas partie de son champ de compétences, par exemple, la glycémie capillaire, les aides-soignantes se sentent valorisées, ces propos nous le montrent « *c'est en cas d'urgence, des moments particuliers. Mais quand on a des aides-soignantes bien motivées et elles se sentent valorisées, elles savent* ».

Alice évoque la notion de confiance qu'elle accorde à l'aide-soignant lors de la réalisation de soins bien spécifiques, l'aide-soignant dépassant son champ de compétences, « *c'est un contexte particulier ...la neuro, c'étaient des patients qui étaient là depuis une vingtaine d'année* ». Elle fait allusion à la connaissance du patient par les aides-soignants. Elle fait confiance aux aides-soignants également pour leur sens de l'observation.

Elle trouve que le métier aide-soignant est « *un beau métier* » qui n'est pas reconnu à sa juste valeur, elle emploie le mot « *gratitude* », « *j'ai des collègues là aides-soignants qui aimeraient parfois faire infirmier parce que je pense peut-être qu'ils ne retrouvent pas une gratitude...* ». Le métier aide-soignant est un métier difficile, elle évoque la pénibilité de ce travail très physique, il y a également la gestion des patients agressifs.

Elle ajoute que les familles ne s'adressent, parfois, qu'aux infirmiers. Elle se met à la place des aides- soignants qui pour elle doivent penser *« nous faisons que des toilettes donc... »*. L'infirmière emploie le mot aide-soin quand elle parle des aides-soignants.

« *Franchement je leur tire mon chapeau* ». Cette phrase, montre la reconnaissance de Sabine pour le travail de l'aide-soignant. Elle renforce cette pensée en disant qu'elles ont des compétences. Elle ajoute « *on ne saura pas faire sans eux... on a tous un rôle bien défini.* ».

Cependant Sabine explique qu'il y a eu une évolution pour cette reconnaissance « *elles sont plus considérées maintenant.* ». Elle donne l'exemple de son équipe : *« enfin, surtout dans le palliatif, quand on a la réunion le mardi, tout le monde a son mot à dire. Et tout le monde parle pour le bien-être du patient, de toute façon, on leur laisse la parole* » lors des réunions pluridisciplinaires. Le patient est au centre de la prise en charge « *et nous on gravite autour* », l'infirmière montre l'importance du travail en équipe. Elle renforce cette idée en ajoutant « *elles sont plus que nécessaires* ».

Evelyne pense que les aides-soignants « *ont quand même un sacré mérite parce que franchement, parfois la reconnaissance n'est pas là* ». « *Il y a parfois les patients, ils vont parler comme des chiens* ». Des exemples viennent accentuer ses propos, un bassin tombé sur le sol, le patient va demander à l'aide-soignant et non pas à l'infirmière de s'en occuper. Elle pense que *« les familles, il y a cette représentation très archaïque de l'aide-soignante qui fait la toilette, qui vide le bassin et c'est tout »*. Elle trouve cela très dévalorisant. Elle précise *« j'ai l'impression d'être parfois dans les années 60, quoi. Moi après c'est un peu particulier, j'ai une mère aide-soignante, de la famille médecins, des infirmiers ». Elle pense que le fait d'avoir fait des soins de nursing « vider les bassins* » fait qu'elle a cette « *vision* ». Evelyne ajoute que « *et le pire de tout je pense au milieu hospitalier c'est la pauvre femme de ménage qui est dévalorisée par le patient ».* « *Le B-A-BA c'est quand même de tirer la chasse d'eau, d'essayer de laisser son espace de vie propre, mais non ce n'est pas grave y a une femme de ménage ».*

L'infirmière fait en sorte que les aides-soignants soit reconnus pour leurs compétences, par exemple, lors de la traçabilité d'une surveillance alimentaire si le médecin la félicite, elle explique au médecin que le mérite en revient à l'aide-soignant. Qu'il faut dire quand le travail est bien réalisé et ne pas lui faire que des reproches. Elle ajoute « *les filles, elles font un travail qui est hyper ingrat, mais elles le font quand même vachement bien et je ne suis pas sûre, je vous dis, que moi j'irais faire leur taf. Parce que le nôtre, ok, il est parfois difficile. Mais je pense qu'on a, quand même, plus de reconnaissance qu'eux ».* Elle est persuadée que certaines personnes pensent, par la méconnaissance de leur métier, qu'elles exercent un travail « *hyper basique* ».

« *Après on a aussi des étudiants, le patient peut aller sur le bassin il a été chercher l'aide-soignante... Ok, le prochain coup tu le mettras dessus parce que ça ne va pas le faire...* », par cette réflexion, cela permet aux étudiants infirmiers de respecter le travail des aides-soignants.

Marion, infirmière en chirurgie, pense que les aides-soignants ne mettent pas assez « *en avant leurs compétences par peur d'induire en erreur...* ». Elle suppose un manque d'assurance des aides-soignants, la peur de commettre une erreur, de communiquer une information erronée. Elle cite la prise des traitements, les liens pouvant être faits avec les pathologies « *donc elles disent les médicaments, c'est plus les infirmières ».*

Marion met donc en évidence l'aide qu'elle apporte aux élèves pour les démarches cliniques « *je sais que j'ai été amenée plusieurs fois à travailler sur des démarches ».* Elle précise que, dans le service, une reconnaissance du travail de chacun est présente. « *On est reconnaissant du travail de tout le monde puisqu'il y a de la place, y a du besoin pour les deux professionnels de santé. L'un sans l'autre ce n'est pas possible ».* Elle pense que les aides-soignantes « *se sentent moins intégrées dans une dynamique d'équipe ».* La notion de confiance est présente de la part de l'infirmière *« moi j'ai bien plus confiance à mes collègues anciennes aides-soignantes quand elles me disent écoute, sur ça, par habitude je mets ça ».*

Ce qu'il faut retenir

La reconnaissance des compétences aide-soignante semble faire partie intégrante des équipes, mettant en avant les compétences nécessaires à une prise en charge de qualité des patients accueillis dans ces services de médecine. Des termes forts sont employés pour définir la place occupée par l'aide-soignant dans l'équipe, les yeux, les mains, montrant la confiance que l'on peut avoir en lui. Tous emploient le mot aides-soins.

L'aide-soignant est reconnu pour l'exercice des compétences spécifiques à leur service. L'éducation du patient est mise en avant dans deux services.

Pour les infirmières, l'aide-soignant a une place prépondérante dans l'équipe de soins. Une infirmière dit « *je leur tire mon chapeau* ». Les aides-soignants ont une place importante dans les différents services. Elles évoquent une évolution dans la reconnaissance du métier.

L'aide-soignant est considéré comme le maillon fort de l'équipe.

11. Les transmissions

Les transmissions concernent l'ensemble des informations des personnes soignées. Elles peuvent être écrites ou orales. L'aide-soignant peut participer à l'élaboration des transmissions. Observateurs privilégiés auprès de la personne soignée, il transmet les observations cliniques. Les transmissions écrites ont une valeur juridique. La loi du 4 mars 2022 relative aux droits des patients donne accès au contenu de leurs dossiers.

Rachel, aide-soignante dans un service de rééducation explique que les aides-soignants participent aux transmissions, pour elle, c'est *« obligatoire »*, *« nos transmissions aides-soignantes par exemple, bon ici c'est très important les selles, le transit ... »*. Elle explique que les transmissions sont maintenant informatisées.
Avant, les infirmières, ou la cadre, écrivaient à la place de l'aide-soignante. Celle-ci a souhaité écrire ses transmissions. Rachel dit *« je n'aime pas qu'on écrive quelque chose à ma place et qu'on me demande de signer. », « moi je veux m'exprimer moi-même, souvent leurs phrases ne me plaisent pas, parce que je trouve que ce n'est pas assez explicite, donc moi quand je signe quelque chose c'est moi qui l'ai écrit »*. Pour les transmissions orales « *ici aux transmissions on assiste et on prend quand même bien en compte nos paroles »*.

Adèle précise le déroulement des transmissions. Elle transmet aux infirmières toutes les anomalies, *« avec les infirmières, on transmet beaucoup, je veux dire ce qu'on voit, au niveau de nos patients, sur leur état de santé surtout »*. L'information, concernant l'état physique ou psychique du patient, transmise par l'aide-soignant à l'infirmière est ensuite transmise au médecin par celle-ci. Les transmissions sont réalisées en équipe mais elle insiste sur le fait que les aides-soignants donnent les informations aux infirmières.

L'importance des transmissions est mise en évidence dans cet entretien. Danny mentionne la responsabilité de chacun dans la transmission de l'information. Pour elle :« *les transmissions le matin, le midi et le soir l'aide-soignant est obligatoirement présent pour son secteur, pendant les transmissions avec l'équipe d'après-midi ou matin tout le monde est là »*. Les transmissions sont informatisées ce qui peut parfois être compliqué pour la recherche de l'information. Elle ajoute :

« avant il y avait le dossier papier on lisait, maintenant il faut aller chercher les infos ».

Barbara explique l'importance de participer aux transmissions orales et écrites. Elle utilise l'outil informatique pour la réalisation des transmissions de la journée.

Elle demande aux élèves d'effectuer les transmissions concernant les patients pris en soins *« alors j'essaie de transmettre aux élèves qui je suis »*, Barbara explique aux élèves l'importance de la continuité des soins.

Alice, infirmière en neurologie, reconnaît que l'aide-soignant est *« le premier maillon »* de l'équipe. Elle argumente en disant que l'aide-soignant a une connaissance du patient, ce qui permet d'alerter l'infirmière en cas de problème. Il participe aux transmissions orales, concernant les transmissions écrites, il *« coche les soins, c'est rare qu'ils écrivent... »*. Elle ajoute qu'elle fait les transmissions écrites à la place de l'aide-soignant, *« c'est moi qui coche en disant donner un repas en aide totale ou partielle, c'est moi qui le coche alors que ce n'est pas moi qui l'ai donné... »*

Lors des transmissions, la parole est donnée aux élèves aides-soignants. Elle nous donne des exemples de transmissions « on leur donne la parole quand c'est un de leurs patients ».

Donc, elles peuvent nous dire : *« voilà, ce patient-là a une diurèse plus importante que d'habitude, est allé à la selle plus que d'habitude, a refusé de manger, ou a refusé de se lever ».* Elles font également leurs transmissions écrites.

Tout d'abord, il est important d'évoquer la place de l'aide-soignant lors des transmissions de l'information. Le moment des transmissions semble permettre une reconnaissance de leurs fonctions pour Marion *« ce sont elles qui vont rapporter aux autres professionnels de santé ce qu'elles ont vu, ce qu'elles ont observé en termes d'évolution, elles participent aux transmissions. Chez nous, elles participent aux transmissions ».* Elle précise que c'est propre au service, l'aide-soignant ne participe pas aux transmissions dans certains services.

Pour Marion, le fait de participer aux transmissions permet aux aides-soignants d'apprendre, d'enrichir leurs connaissances *« puisqu'ils sont aux transmissions, en plus avec l'expérience ils ont des compétences qui sortent de leur schéma de compétences mais ils entendent, ils savent ».*

Elle se remémore un vécu pendant ses stages, le déroulement des transmissions, le cloisonnement qui peut exister entre les infirmiers et les aides-soignants *« c'est infirmier et infirmier, et aide-soignant il n'y a pas du tout de transmissions. Moi j'ai pu voir ça. J'ai pu voir des choses comme ça parce qu'ils estimaient qu'il n'y avait pas d'évolution. Enfin entre guillemet pour eux savoir si les patients avaient uriné ou pas, s'il y a eu des selles, ce qu'ils mangeaient, ce n'était pas la problématique alors il n'y avait pas besoin ».*

Ce qu'il faut retenir

L'aide-soignant n'a pas sa place pour les transmissions dans tous les services. Une aide-soignante exige écrire ses transmissions évoquant la responsabilité de ses actes.

Les transmissions de l'information par les aides-soignants sont primordiales pour une prise en charge de qualité.

12. Les qualités de l'aide-soignant

Adèle, aide-soignante dans un service de médecine, met en évidence les différentes qualités qu'il faut avoir pour exercer le métier d'aide-soignant. Il faut, avant tout, aimer son métier. Elle dit : *« ce n'est pas dû à tout le monde ça se ressent quelqu'un qui n'aime pas le métier ... ».*
La patience, le respect, reviennent souvent dans le discours de l'aide-soignante. Des qualités relationnelles sont indispensables

pour réaliser ce métier. Elle met également en avant la responsabilité que ce métier peut engendrer. Adèle montre un sens de l'adaptation, l'aide-soignante dit « *où on me demande d'aller moi ça ne me pose pas de problèmes, j'aime bien bouger, voir d'autres choses euh des choses différentes ça m'intéresse toujours* ». Elle ajoute qu'elle aime découvrir et enrichir ses connaissances. La polyvalence semble plaire à l'aide-soignante, « *j'en viens même à me dire que j'en ai besoin, dans mon travail, j'ai besoin de ça* ».

Ce qu'il faut retenir

Le relationnel, l'adaptabilité, la patience ,le respect qualités mais également compétences clés de l'aide-soignant.

13. Le travail en binôme

Brigitte, infirmière en rééducation, explique que l'idéal est le travail en binôme. Dans le service, ce travail en binôme est réalisé quand le degré de dépendance du patient est élevé « *plus la dépendance est élevée plus on travaille en binôme parce qu'on essaye de ne pas déranger le patient plusieurs fois* ». Elle donne l'exemple dans les moments de faible activité dans les services « *quand il y a moins de travail par exemple le jour de noël, c'est intéressant on peut retravailler en binôme et on apprend davantage sur les patients* ». Le fait d'effectuer certains actes est pour l'infirmière un moyen de connaitre plus le patient. Ceci montre la proximité de l'aide-soignant et la place importante des transmissions. Elle souligne que « *c'est très rare que je mette un bassin, que j'enlève un bassin, que j'aide réellement à faire une toilette, ce sont des soins que je ne fais plus.* » Elle avoue que cette proximité lui manque pour bien connaître les patients.

Dalhia apprécie le travail en binôme « *nous, ce qui est bien ici c'est que c'est plus du travail de binôme.* ». « *C'est ce qui m'a plu aussi, comme dans le palliatif, c'est vrai que j'aime bien travailler avec mon aide-soignante, avec mes aides-soignantes* », elle montre, par ces propos, l'estime qu'elle porte à ses collègues aides-soignants.

Le fait de travailler en binôme lui permet de réaliser des soins d'hygiène et de confort, « *des soins de base* », elle dit « *…et pour moi « les soins de nursing c'est la base de mon travail. Et c'est quelque chose que j'apprécie parce qu'on n'est pas dans les soins invasifs comme une aspiration, une perfusion, des choses comme ça.* ». Le fait de réaliser ces soins lui permet d'avoir un autre regard sur les patients.

« *De toute façon, la toilette c'est ce qui apporte toutes les informations du patient.* », elle nous montre l'importance de ces soins, la place indispensable de l'aide-soignant, la richesse de ce soin.

Le vécu de ses stages pendant sa formation renforce l'importance du travail en binôme, elle explique que, parfois, elle a pu remarquer que *« les aides-soins, les infirmières, c'était vraiment séparé. Et moi je trouve ça dommage par rapport au patient ».* Elle se remémore une réflexion d'une infirmière lui reprochant la pose d'un bassin « *sur ta blouse c'est marqué infirmière, pas aide-soignante* », elle fut choquée par cette représentation. Cette façon de penser n'est pas en adéquation avec les valeurs de l'infirmière. Dalhia ajoute qu'elle remarque, parfois, le manque d'implication des étudiants infirmiers dans les soins de base « *ils sont plus à pousser le chariot et donner des médicaments. Je me dis qu'ils n'ont pas compris.* », elle entend parfois « *je suis content je ne suis pas en 1ère année je ne fais pas de toilettes* ». Elle explique aux étudiants l'importance de réaliser ces soins et du travail en binôme.

Ce qu'il faut retenir

Le travail en binôme existe en fonction de la spécificité du service. Les soignants mettent en avant la compétence relationnelle, l'observation de l'état clinique de la personne soignée.

Le travail en binôme semble renforcer la reconnaissance par la connaissance du travail de l'autre.

14. La motivation des apprenants

Tout au long de l'entretien, Barbara évoque la motivation et l'investissement des apprenants accueillis en stage. Barbara se questionne sur l'intérêt de certains élèves pour la formation *« je me demande si parfois elles ne font pas ça par dépit ou... ce serait bien de les faire aller un petit peu sur le terrain ne serait-ce qu'une observation pendant 8 jours avant de pouvoir vraiment passer le concours ».* Ce constat renforce l'idée d'un stage avant de s'inscrire au concours d'admission en formation aide-soignante.

Ce qu'il faut retenir

La motivation semble être le moteur qui permet à l'apprenant de s'engager dans la formation.

15. Organisation du service

Diane, aide-soignante en médecine, éprouve le besoin d'expliquer le changement d'organisation présent dans le service depuis peu. Un travail en binôme existait dans le service ce qui, pour l'aide-soignante, était un moyen d'être « *bien valorisée dans ce binôme* ». La prise des paramètres vitaux n'est plus réalisée le matin par les aides-soignants car les infirmières n'aidaient pas forcément pour les toilettes.

Un changement d'organisation a eu lieu récemment dans le service. Les aides-soignants travaillaient en binôme avec les infirmières.

Mais, comme l'explique Léontine, il y « *a eu une petite révolution où maintenant on prend plus les tensions donc les infirmières elles viennent plus nous aider le matin* ».

Des infirmières n'aidant jamais pour les soins d'hygiène, les aides-soignants ne prennent plus les tensions artérielles. L'aide-soignante regrette cette situation et trouve que le travail en binôme permet une meilleure prise en charge. Elle ajoute « *quand je n'ai pas beaucoup de toilettes, je le fais encore et puis l'infirmière vient m'aider comme avant* ».

Inès, aide-soignante auprès de la personne âgée, parle de l'organisation de la structure en insistant sur le travail de l'infirmière *« l'après-midi, elle fait des médicaments tout ça l'infirmière. Donc le matin les infirmières elles font leurs pansements ».* L'infirmière quitte la structure à 19 heures, laissant la responsabilité de la gestion des urgences aux aides-soignants.

Les infirmières sont joignables par téléphone, l'aide-soignante ne semble pas inquiète de cette responsabilité.

« On est basé beaucoup sur de la collaboration, c'est pour ça que c'est vraiment le travail d'équipe » explique Evelyne, infirmière en médecine. Un travail en binôme existe dans le service « *on faisait la prise en charge avec l'aide-soignant c'étaient aussi bien les toilettes, les paramètres, tout ça tous ensemble* ». Depuis peu, la prise des paramètres vitaux réalisée par les aides-soignants est un sujet de discussion au sein de l'équipe. Elle explique par ces propos « *en fait ce que je comprends tout à fait, prendre les paramètres et pas avoir le retour du coup de main pour les toilettes complexes, ce n'était pas franchement cool* ». « *Maintenant on reprend nos paramètres nous-mêmes* ». Evelyne infirmière trouve cela dommage et regrette le travail en binôme. Elle l'évoque par cette

phrase *« je pense que le meilleur dans l'organisation c'était le moment où on pouvait prendre en charge de façon globale le patient »*. Evelyne appréciait travailler avec les aides-soignantes, elle trouvait intéressant la complémentarité, elle dit :*« ils connaissent vraiment la pathologie du patient, ils connaissent vraiment la prise en charge. Même pour nous. Les toilettes c'est intéressant…* », elle pense qu'elle peut apprendre beaucoup grâce aux aides-soignants « *C'est ce que je dis parfois aux nouveaux. C'est qu'ils ont parfois beaucoup plus à nous apprendre les aides-soignants …* ».

Ce qu'il faut retenir

> L'organisation du service peut permettre à l'aide-soignant d'exercer des activités de soins relevant du rôle propre de l'infirmière. Non pas sans conflit. Le travail en collaboration aide-soignant /infirmière permet une reconnaissance des compétences aide-soignante.

16. La place de l'aide-soignant dans l'équipe de soins

Evelyne est la seule à évoquer la place de l'aide-soignant dans l'équipe. Pour l'infirmière, sans aucun doute, la place de l'aide-soignant dans l'équipe est au « cœur ». *« Elle est vraiment au cœur avec l'infirmier, il y a quand même cet aspect où il faut une prise en charge globale ». « Ils ont une place à part entière, je pense que sans aide-soignant il n'y a pas grand monde ici qui serait capable d'aller en poste aide-soignant… ».*

« C'est un rôle qui est quand même dans l'intime ; ce qui touche à l'intimité des patients. Faut savoir mettre de côté sa pudeur, faut savoir respecter la pudeur de l'autre », Ces avis nous montrent que la place de l'aide-soignant est primordiale dans une équipe de soins.

Ce qu'il faut retenir

> L'aide-soignant est au cœur de l'équipe. Place primordiale dans une équipe de soin. L'aide-soignant est indispensable dans les différents services.
>
> Il est considéré parfois comme le maillon fort de l'équipe.

Afin de poursuivre et conclure notre recherche il est important de réaliser une analyse transversale afin de donner un sens commun.

Les thèmes mis en évidence sont les suivants :

En lien avec l'identité professionnelle :

- La reconnaissance de l'aide-soignant
- Les compétences aides-soignantes
- Les transmissions de l'information
- Les glissements de tâches

Autres thèmes :

- Le tutorat
    - L'accueil
    - L'encadrement
    - L'analyse de pratique
    - L'évaluation
- L'alternance
- Les représentations du métier aide-soignant

CHAPITRE 4
Escale thématique afin d'arriver à bon port

Précisons que ce chapitre doit permettre une synthèse des thématiques exprimées par les différents co -chercheurs.

1. La reconnaissance

Dans l'ensemble, les aides-soignants sont considérés, par les infirmières, comme étant le maillon fort, indispensable dans le service. La reconnaissance est présente à différents niveaux. Voyons tout d'abord celle accordée par le patient. La reconnaissance des patients est présente dans la plupart des services. La spécificité du service joue un rôle important : par exemple, en service de soins palliatifs, le fait d'accompagner des personnes en souffrance entraîne de la reconnaissance vis-à-vis des aides-soignants. Dans les autres services par exemple, la chirurgie, la médecine, les patients ont parfois un comportement peu agréable, ne respectant pas l'aide-soignant. Il est cité comme étant *« le larbin »*, « la bonne », « le *boy* », faisant comprendre à l'aide-soignant qu'il a un rôle subalterne, qu'il est là pour effectuer les tâches ingrates.

Les aides-soignants citent la reconnaissance des familles. La gratitude est présente et se ressent dans les propos des aides-soignants, dans les services de rééducation, de soins palliatifs. Dans un secteur accueillant des personnes âgées, la famille est peu reconnaissante des soins apportés. L'aide-soignant, travaillant dans cet établissement d'hébergement pour personnes âgées dépendantes, le déplore. Il essaie de comprendre la réaction des familles. La méconnaissance du travail de l'aide-soignant et les représentations négatives des établissements pour personnes âgées dépendantes (EHPAD) par les médias expliquent peut-être le comportement des familles.

La reconnaissance de l'équipe médicale est mise en évidence. Le fait de travailler dans une équipe soudée favorise la reconnaissance selon les propos recueillis. Toutes les infirmières valorisent le travail de l'aide-soignant. Une infirmière emploie l'expression « je leur tire mon chapeau », « je ne pourrais pas faire ce qu'elles font ».

Ces phrases sont entendues à plusieurs reprises. La reconnaissance est donc présente dans les équipes de soins. Une aide-soignante compare l'équipe à une famille. Les infirmières respectent le travail de l'aide-soignant, pour elles, l'aide-soignant est au cœur de l'équipe, au cœur du soin. Le travail en binôme a une place importante, faisant comprendre aux infirmières la difficulté du travail réalisé par l'aide- soignant. La confiance accordée aux aides-soignants est évoquée à plusieurs reprises. Toutefois cette confiance peut aboutir à des glissements de tâches.

Certains actes sont, en effet, réalisés par des aides-soignants, tels l'aspiration endotrachéale, la glycémie capillaire, le branchement de l'alimentation entérale.

Dans un établissement d'hébergement pour personnes âgées dépendantes où l'infirmière quitte son poste à dix-neuf heures, laissant seuls les aides-soignants, la confiance est également évoquée.

Les glissements de tâches et la confiance qui leur sont accordés valorisent les aides-soignants dans leur travail.

Autre point mis en évidence, l'attitude des étudiants infirmiers ne souhaitant plus réaliser de toilettes, ne répondant plus aux « *sonnettes* ». Il faut souligner que des infirmières ont parfois ce comportement, c'est le ressenti d'un co-chercheur.

2. Les compétences aides-soignantes

Une compétence est mise en avant non seulement par les aides-soignants mais également par les infirmières ; il s'agit de la compétence relationnelle considérée comme indispensable à la réalisation des soins. Cette compétence correspond à la compétence 5 du référentiel de formation de 2005.

La seconde compétence mise en évidence est la compétence 1 : l'accompagnement dans les actes de la vie quotidienne. La toilette, le repas sont les premiers soins cités. Pour les infirmières, l'aide-soignant fait, avant tout des « *soins de base* », des soins d'hygiène et de confort. Les aides-soignants réalisent ces soins dans le respect de l'autonomie de la personne soignée. Cette notion est présente dans tous les entretiens avec les aides-soignants.

Il est à noter que les transmissions écrites sont peu réalisées par les aides-soignants, les infirmières écrivent à leur place dans les dossiers. Une seule aide-soignante tient à réaliser ses transmissions, mettant en évidence l'engagement de sa responsabilité. L'appréciation de l'état clinique des patients étant transmise à l'oral aux infirmières et non à l'écrit par les aides- soignants entraîne une non-reconnaissance de cette compétence à l'aide-soignant. L'unique traçabilité des actes réalisés par l'aide-soignant concerne les soins de bases (toilette, repas… ». Même si l'observation du patient n'est pas écrite par l'aide-soignant, il transmet à l'infirmière des informations importantes permettant une prise en charge adaptée. Le sens de l'observation est mis en avant par les infirmières, prenant comme exemple la toilette, soin qui, d'après elles, semble être un moment privilégié pour observer l'état clinique du patient. Nous faisons référence ici à la compétence 2 du référentiel de formation de 2005.

L'éducation du patient a une place importante dans les services spécialisés, notamment pour les aides-soignants rencontrés en service de rééducation.

Dans les établissements d'hébergement de personnes âgées dépendantes, est mise en évidence, l'aide à la prise des médicaments. L'infirmière du second établissement émet le souhait d'une formation pour la réactualisation des connaissances en pharmacologie pour les aides-soignants.

3. Le développement des compétences

Afin d'évoluer dans leurs fonctions, de réactualiser leurs compétences, les aides-soignantes réalisent des formations, par exemple :

- Les gestes d'urgences pour deux aides-soignants.
- La gestion de l'agressivité des patients ayant des troubles cognitifs : une aide-soignante souhaite la formation.
- Le diplôme universitaire de soins palliatifs est également cité, deux aides-soignantes souhaitent la formation, une aide-soignante est en cours de formation.
- La formation tuteur est également mise en évidence, huit aides-soignants veulent suivre cette formation.

Un aide-soignant souhaite évoluer dans sa carrière, il est en attente d'un financement pour l'entrée en institut de soins infirmiers.

Une aide-soignante évoque un changement d'orientation professionnelle, elle souhaite reprendre une formation de secrétariat.

Des formations informelles ont été réalisées par les infirmières des services de neurologie, l'alimentation entérale et l'aspiration endotrachéale, par exemple.

Dans le service accueillant des patients en rééducation, une formation sur les différents appareillages et l'éducation du patient est faite par des kinésithérapeutes et un orthopédiste.

4. Le tutorat

Seule une aide-soignante est formée au tutorat, lui donnant une mission précise au sein de son établissement. Elle accueille les stagiaires de l'établissement. Pour les aides-soignantes, elle est la référente.

La tutrice rencontre régulièrement les stagiaires des différents services, elle participe aux évaluations (bilan intermédiaire, mises en situation professionnelle, feuille d'évaluation des compétences en stage). Les autres aides-soignants interviewés sont référents de stage. Dans le service de neurologie une présence de deux années est indispensable avant de remplir cette mission. Les aides-soignants évoquent leur intérêt pour l'encadrement des stagiaires.

Le programme de formation est plus ou moins connu.

5. L'accueil du stagiaire

Nous pouvons remarquer une similitude lors de l'accueil des élèves dans tous les services. Une bienveillance est présente dans la plupart des services, les encadrants ne voulant pas reproduire leur expérience de stage, parfois vécue négativement.

Une bonne intégration est signe d'implication tout au long du stage. Cette notion est évoquée par plusieurs aides-soignants. La présentation du service, des pathologies, du déroulement du stage est faite de façon systématique.

6. L'encadrement du stagiaire

Dans tous les services, les élèves ne sont pas laissés seuls. L'autonomie est laissée aux élèves après évaluation d'une toilette. Tous les aides-soignants expliquent aux élèves l'importance du respect des invariants du soin : l'hygiène, le respect de l'autonomie, la pudeur, le confort, la sécurité. Les référents s'adaptent au niveau d'acquisition des compétences des élèves. Cependant elles se réfèrent à leur propre formation initiale. Il faut rappeler que nous nous sommes entretenus avec trois aides-soignants titulaires du diplôme CAFAS (certificat d'aptitudes aux fonctions d'aide-soignant), six aides-soignants titulaires du DPAS (diplôme professionnel aide-soignant) et huit aides-soignants titulaires du DEAS (diplôme d'état aide-soignant), trois aides-soignants n'ont pas suivi la formation aide-soignante.

Les infirmières de tous les services interviennent dans l'apprentissage de la démarche clinique, les apports théoriques en pharmacologie, pathologies et prises en soins spécifiques. Elles incitent les élèves à les accompagner lors de la réalisation de soins infirmiers afin de développer leurs connaissances.

L'accompagnement est individualisé, les aides-soignants supervisent la progression de l'élève, l'évolution de l'élève est prise en compte au moment de l'évaluation.

7. L'analyse de pratique

Dans la plupart des cas, les aides-soignants demandent si le soin a déjà été pratiqué. Les aides-soignants montrent d'abord comment ils procèdent. Sauf l'aide-soignante travaillant en établissement d'hébergement pour personnes âgées dépendantes, qui demande l'avis d'un aide-soignant récemment diplômé. Les aides-soignants souhaitent que les élèves réalisent le soin avec logique, se questionnant sur leur façon de faire.

Les trois aides-soignants ayant suivi la formation en soins infirmiers se réfèrent à leurs propres pratiques, leurs vécus de stages, tout en respectant le champ de compétences de l'aide- soignant. Seul un aide-soignant réajuste tout au long du soin mais réalise un « débriefing » après le soin.

Une aide-soignante dit une phrase importante *« tu prends toutes les infos de chacun et tu vois au mieux où tu es le plus à l'aise...* », les soins sont donc réalisés avec une logique tout en respectant les règles de bonnes pratiques.

8. L'évaluation

Tous les services procèdent de la même façon. Des bilans intermédiaires sont réalisés en présence du cadre, du tuteur ou du référent du stage. L'avis des équipes est demandé au préalable. Les mises en situation professionnelle sont réalisées par les référents de stage sauf dans le second établissement où le tuteur est missionné pour cela. Parfois l'infirmière organise des mises en situation professionnelle formatives.

9. Les représentations du métier aide-soignant

Les aides-soignants évoquent un métier difficile, tant physiquement que psychologiquement, avec des contraintes, les horaires, le rythme soutenu dans certains services. Cependant, ils se considèrent comme un maillon très important de leurs services, de l'hôpital. Nous avons remarqué que le mot aide-soins est régulièrement employé par les aides-soignants et les infirmières. Ils se qualifient comme une aide aux soins, et non comme un soignant à part entière. Les aides-soignants sont souvent identifiés comme étant « les yeux », « les oreilles », « *le* bras droit », « *les mains* » des infirmières. Le mot « aide » est présent dans chaque entretien réalisé auprès des infirmières.

L'infirmière le considère comme une aide. Deux aides-soignants ont dit *« je suppléais »* l'infirmière. Les notions de polyvalence et d'adaptabilité sont parfois évoquées.

La représentation du métier aide-soignant est parfois à connotation négative par les familles et amis des aides-soignants. La méconnaissance du métier apporte un regard limitant l'aide-soignant à ne réaliser que des toilettes, mettre des bassins. L'aide-soignant est considéré comme réalisant le sale boulot.

10. L'alternance

Tous les aides-soignants n'ont pas bénéficié du même programme de formation, de ce fait ils n'ont pas les mêmes apports théoriques.

L'alternance est mise en évidence par tous : théorie / stage selon des périodes définies excepté pour deux aides-soignants, qui relatent avoir eu une journée de théorie par semaine. Une autre évoque des stages plus longs. Ils remarquent que les apports théoriques sont parfois difficiles, en particulier pour les aides-soignants ayant suivi le programme de formation de 2005. Ils pointent une diversité dans les stages qui ont permis une richesse de connaissances en fonction des spécificités des services.

Ils évoquent leur propre encadrement pendant les stages, comme étant parfois difficile en fonction des personnes soignées, la psychiatrie est citée à deux reprises.

Un écart entre la théorie et la pratique est évoqué. Des aides-soignants diplômés depuis peu évoquent une évolution dans la façon de faire des élèves.

Les stages effectués dans différents milieux permettent un apprentissage diversifié, la découverte de nouvelles façons de pratiquer et l'acquisition de nombreuses compétences. La nécessité de devoir s'adapter à ces différents milieux doit inciter l'élève à adopter une attitude réflexive et donc une réflexion en action et sur l'action.

11. Que nous disent les auteurs ?

Pour Dubar (2010) la construction de l'identité professionnelle commence dès l'enfance et doit se reconstruire tout au long de la vie. Les aides-soignants sont issus de parcours scolaires hétérogènes. Certains possèdent un Baccalauréat, d'autres des brevets d'enseignement professionnel, et certains n'ont pas de diplôme de parcours secondaire. Nous avons également remarqué que les aides-soignants rencontrés ont un parcours de formation initiale différent et une appellation de diplôme différentes certificat d'aptitude à la fonction d'aide-soignant, diplôme professionnel aide-soignant, diplôme d'état aide-soignant. Selon Dubar la sortie du cursus scolaire, la confrontation avec la réalité du monde du travail va contribuer à la construction d'une identité autonome. Entrer dans des relations de travail permet la construction de l'identité professionnelle. Ajoutons que la reconnaissance ou la non-reconnaissance joue un rôle important dans la construction de l'identité professionnelle. L'identité professionnelle est présente lorsqu'il existe une reconnaissance par les autres.

Selon Wittorski (2013) la reconnaissance porte sur le faire et non pas sur l'humain. Selon les aides-soignants, seules certaines compétences sont reconnues. La compétence 1 du référentiel de formation est la première citée. Cette compétence permet l'acquisition des actes de la vie quotidienne. Si nous analysons les propos des personnes rencontrées l'aide-soignant est reconnu pour la toilette, le repas. Alors que les compétences aides-soignantes c'est bien plus que cela. L'infirmière prend la place de l'aide-soignant lors de la rédaction des transmissions écrites, la place des aides-soignantes semble se limiter à l'observation clinique du patient, transmettre l'information à l'infirmière. Cependant dans cette démarche c'est l'infirmière qui est officiellement reconnue. Ce qui expliquerait les représentions du métier aide-soignant qualifié parfois de « petite main » de l'infirmière. L'aide-soignant se voit comme le maillon fort de l'équipe, mais il est considéré comme une aide pour les infirmières. Il emploi parfois des métaphores, « je suis les yeux », « je suis les mains », « je suis les oreilles », ces expressions ne permettent pas d'avoir une identité à part entière.

L'aide-soignant semble avoir une valorisation quand il réalise des glissements de tâches. Le Boterf (2011) qualifie cela de « pouvoir agir », pour lui il s'agit de l'organisation du travail qui tend à permettre la réalisation de glissement de tâche.

Osty (1995, p.188) caractérise le glissement de tâches comme « l'incursion d'une catégorie de personnel dans la réalisation d'actes pour lesquels il n'est pas explicitement habilité ». Or sur le plan réglementaire il s'agit d'un dysfonctionnement au regard des tâches de chacun.

Mais le glissement de tâche existe lors de circonstances particulières, comme le manque de personnel, l'organisation de certaines unités, le travail de nuit.

Le glissement de tâche permet à l'aide-soignant de se projeter dans « une zone d'expertise relevant d'une mission de soin et pas seulement d'une mission hôtelière et de ménage » Osty (1995, p.108). La confiance est apportée par l'infirmière, donnant à l'aide-soignant le sentiment d'appartenir à l'équipe.

Des formations informelles existent pour la réalisation de certains actes, cependant Wittorski(2004) précise que, dans ce cas, il n'y a pas de réflexion institutionnellement organisée, seule l'action existe. Au regard de cela, nous pouvons dire que la reconnaissance des compétences permet la construction de l'identité professionnelle.

Pour Le Boterf (2011), la compétence est l'application de savoirs théoriques et pratiques, le professionnel doit savoir naviguer entre les deux. Or le programme de formation est peu connu par les tuteurs, les référents de stage et les infirmières rencontrées. Le tuteur doit jouer un rôle de facilitateur. Le modèle de référence pour transmettre leurs savoirs est leur propre formation initiale. Il doit avoir la capacité de se questionner en prenant de la distance par rapport à sa propre pratique. Le lieu de stage a une place importante. Selon nos co-chercheurs leurs vécus de stage laissent parfois un mauvais souvenir. Un accueil bienveillant permet une meilleure implication pendant le stage. La diversité des stages permet une connaissance riche. L'alternance doit être facilitateur de la reconnaissance des compétences. Le stage doit apporter à l'élève un savoir solide, intégré « et non pas une accumulation de connaissance » Senet (2016).

Selon Geay (cité par Kwocs ,2017), une zone d'échange doit exister entre le lieu de stage et l'institut de formation. Les personnes rencontrées ont peu évoqué ces échanges. Les exemples cités sont les suivants : des réunions d'informations pour la présentation des modalités d'évaluation de la mise en situation professionnelle pour le module 3, des visites de stages réalisées par les formateurs.

Clénet (2009) a hiérarchisé l'alternance en trois niveaux. Rappelons ces trois niveaux, il évoque le niveau politique qui prévoit le référentiel, (notre analyse montre une méconnaissance du programme de formation). Le niveau pédagogique qui permet la construction de savoir dans différentes organisations et différents contextes. Et enfin le niveau interface, l'organisme de formation est présent dans ce niveau. Un partenariat est indispensable pour avoir une alternance de qualité.

Entrer dans une relation de travail permet la construction de l'identité professionnelle. Accompagner l'apprenant est nécessaire pour appréhender les différents lieux de stages.

Le tutorat favorise la transmission des pratiques professionnelles. L'alternance va permettre à l'élève de se confronter avec la réalité du terrain. Nous pouvons dire que l'alternance facilite la reconnaissance des compétences.

CHAPITRE 5

Faisons un point théorique : il nous faut aller plus loin dans la conceptualisation.

Passons à la dernière étape de notre méthodologie de recherche : la théorisation. Les étapes précédentes nous ont amené progressivement à la théorisation. A partir des données empiriques, nous progressons vers une conceptualisation de plus en plus élevée afin de tenter de formuler une théorisation (Méliani, 2009).

Lors de l'analyse, nous avons mis en évidence que le tutorat favorise la construction de l'identité professionnelle grâce à la reconnaissance des compétences et l'alternance entre l'institut de formation et les lieux de stages. Cette analyse a fait émerger deux nouveaux concepts : les représentations et l'analyse de pratique.

1. Les représentations

Nous donnerons, tout d'abord, la définition du dictionnaire de la langue française. Une représentation est le fait de rendre sensible (un objet, une chose abstraite) au moyen d'une image, d'un signe. Le mot représentation est issu du latin « repraesentatio », action de replacer devant les yeux de quelqu'un. Avant de poursuivre, intéressons-nous à la genèse de la notion de représentation.

Au XXème siècle le sociologue Durkheim évoqua pour la première fois la notion de représentation. C'est l'étude des religions et des mythes qui lui permet d'arriver à cette notion d'« idéation collective » les productions mentales sociales. Au XXème siècle, ce concept connaît un regain d'intérêt. La représentation sociale est un concept issu de celui de la représentation collective introduit par Durkheim.

En France, Moscovici, psychosociologue a repris l'analyse de Durkheim. Il en a élaboré une théorie et mis ce concept en valeur. Moscovici insista sur la spécificité des phénomènes représentatifs de la société qui caractérisent l'intensité et la fluidité des échanges. Ceci nous amène à la première caractérisation de la représentation sociale. Cette théorie fait l'objet de plusieurs études réalisées par les psychosociologues Abric (1994) et Jodelet (2000). Voici comment ils définissent les représentations sociales. Pour Abric, (1994, p.53) « la représentation sociale est le produit et le processus d'une activité mentale par laquelle un individu ou un groupe reconstitue le réel auquel il est confronté et lui attribue une signification spécifique ».

D'après Jodelet, les représentations sociales sont des phénomènes complexes toujours activés et agissant dans la vie sociale.

1.1 Processus des représentations sociales

Deux processus sont mis en évidence : le processus de l'objectivation et celui de l'ancrage. Voyons ces deux processus.

- Le processus de l'objectivation comprend trois phases : la construction sélective, la schématisation structurante et la naturalisation. Les deux premières phases manifestent l'effet de la communication et des contraintes liées à l'appartenance sociale du sujet.

- Le processus de l'ancrage intervient en amont et en aval de la formation des représentations.

En amont, l'ancrage enracine la représentation et son objet dans un réseau de significations, permettant de les situer au regard des valeurs sociales. L'ancrage joue un rôle décisif. En aval de la formation représentative, l'ancrage est l'instrumentation du savoir. Elle lui confère une valeur fonctionnelle pour l'interprétation et la gestion de l'environnement.

Comment se construit une représentation.

1.2 Construction d'une représentation

Moscovici (2004) distingue 4 phases dans la construction d'une représentation.

- Le passage de l'objet au modèle figuratif : ici le sujet tire les informations de l'objet par reflet de la réalité ou « *modèle figuratif* » ou encore *« noyau imageant »*

- Le passage figuratif va prendre le statut d'évidence. Pour lui, ce sont les réalités. Le sujet va s'en servir pour catégoriser, interpréter la réalité.

- Le passage de la catégorisation au modèle actif : on parle de modèle actif qui va orienter nos conduites et nos relations aux autres. Il s'agit de la phase d'ancrage ou d'activation du noyau de la représentation, ce noyau donne de la signification aux événements et oriente les comportements des individus.

- La construction de la représentation : elle se consolide et génère des attentes et anticipations spécifiques.

Le terme de noyau figuratif a été repris par Abric sous le nom de noyau central.

Selon sa théorie, une représentation est un ensemble organisé autour d'un noyau central. Ce noyau est constitué d'éléments qui donnent sens à la représentation.

Le premier élément est la nature de l'objet représenté, le second, la relation de cet objet et le dernier élément correspond au système de valeurs et de normes. Il est l'élément le plus stable de la représentation, celui qui résiste au changement. Une représentation est donc susceptible d'évoluer et de se transformer par un changement de sens.

Voyons les caractéristiques de la représentation sociale.

1.3 Caractéristiques de la représentation sociale

Jodelet (2000) met en évidence les caractéristiques de la représentation sociale. Une représentation sociale est toujours représentative d'un objet. Elle a un caractère imageant et la propriété de rendre interchangeable le sensible et l'idée, le percept et le concept. Une représentation a un caractère symbolique et signifiant, constructif, autonome et créatif.

Les éléments périphériques tiennent une place importante dans la représentation.

1.4 Quelles sont les représentations du métier d'aide-soignant ?

Chaque métier a en charge des tâches considérées comme relevant du « sale boulot ». Il y a des métiers valorisés et « d'autres méconnus ou dévalués » (Lhuillier 2005). Des activités sont gratifiantes et d'autres peuvent être considérées comme ingrates. Des activités sont parfois occultées et relèvent de ce qui est appelé « le sale boulot ».

La notion de sale boulot est la traduction de Dirty Work. Cette notion est empruntée au sociologue Hughe, par l'étude des métiers modestes dans les années 1970. Il mit en évidence la production du sens et de la reconnaissance des tâches. L'aide-soignant apparaît comme la personne « normalement chargée de la toilette, de la réfection des lits, du nettoyage… » (Arborio 2012, p.105). En général l'aide-soignant occupe « des tâches domestiques, comme la toilette » (Arborio)) 2012). L'essentiel de l'activité de l'aide-soignant relève « des fonctions traditionnelles de l'hôpital » (Arborio 1995). Arborio dans son étude explique que « le devant de la scène » que « les soins de haute technicité » sont réalisés par des « professionnels du soins ». Les aides-soignants apparaissent comme des « acteurs secondaires ». Pour Arborio, les aides-soignants forment « un personnel invisible ». Le rôle de l'aide-soignant reste vague dans « sa définition formelle ». Le contenu du rôle de l'aide-soignant « n'est précisé que de façon négative » (Arborio 1995, p.95).

Arborio (1995, p.114) distingue trois façons de se décharger du « sale boulot » :

- Ne pas le réaliser « *ce qui s'apparente à un phénomène classique d'autolimitation de la production* ».

- Mettre en avant d'autres compétences plus techniques, ce qui permet la réalisation d'autres tâches.

- Occuper « *des postes spécifiques hors de la définition de l'aide-soignant comme chargé de tâches sur le malade* ».

L'évolution du contexte socio-économique et des systèmes de travail conduit à faire évoluer la notion de métier. Ce qui est demandé par les entreprises, les organisations et les clients c'est une professionnalisation des métiers.

Le second concept mis en évidence est l'analyse de pratique.

2. Analyse de pratique

C'est dans l'industrie que l'on voit apparaître les premières démarches d'analyse de pratiques. Selon Wittorski (2007), lorsqu'un problème de non qualité était détecté, les salariés devaient décrire *leurs façons de faire.* Des outils précis permettaient cette analyse. L'analyse de pratique n'est apparue dans le secteur social qu'en 1970. La démarche d'analyse de pratique permettait la résolution de problème de travail en équipe. L'analyse de pratique relève davantage du champ de la formation d'adultes, l'analyse de travail relève du champ de l'ergonomie ou de la psychologie du travail.

2.1 Qu'est-ce que l'analyse de pratique ?

Commençons par la définition du mot analyse. L'analyse est selon le lexique des sciences sociales, *« l'action de décomposer un tout en ses éléments essentiels »* (Grawitz, cité par Rivier 2017 p.35). Voyons maintenant le mot pratique. La pratique est un *« processus de transformation d'une réalité en autre réalité, requérant l'intervention d'un opérateur humain* » (Blanchard, Laville et Fablet (2000) cité par Rivier (2017 p.35).

Pour Wittorski (2003, p.69-89), l'analyse de pratique est « *utilisée comme un outil de professionnalisation, à la fois des personnes...et des activités...* ». Pour les personnes, l'analyse va permettre de développer les compétences, par la prise de recul par rapport à l'action.

L'analyse est un outil pour les activités, dans le sens qu'elle va permettre de « *repérer et classifier les nouvelles pratiques pour redéfinir les contours d'une profession* ».

L'analyse de pratique est réalisée par l'individu lui-même. Il doit analyser sa propre pratique, il est aidé dans cette démarche par un animateur.

Une analyse de pratique va permettre à l'individu la compréhension des situations vécues et une compréhension de sa pratique. Le but est de pouvoir, grâce à cette analyse, *articuler la pratique à la théorie*.

2.2 Les différentes conceptions de l'analyse de pratique

Il existe différents dispositifs d'analyse de pratique. Chaque individu, nous l'appellerons animateur, va fonder son analyse de pratique sur sa propre conception de l'action. Pour Wittorski, les conceptions de l'analyse de pratique sont implicites. Il met en évidences les différentes pratiques.

Certains animateurs vont considérer la théorie « le savoir objectivé » comme un guide de la pratique professionnelle. Pour organiser leur action, le professionnel a besoin de savoirs théoriques. Des éléments théoriques sont apportés tout au long de l'analyse de pratique. Lors des séances d'analyse, l'animateur fait prendre conscience à l'apprenant les principes guidant l'action.

Une autre conception concerne le rapport acteur-situation-public sur le plan psychologique. Enfin la dernière conception où les animateurs considèrent que la personne participant à l'analyse de pratique n'a pas de compétence et que l'analyse de pratique va avoir pour objectif de *« lui prescrire les bonnes pratiques »*.

L'analyse de pratique permet le développement de certaines compétences. Une des voies de professionnalisation mise en évidence par Wittorski relève de l'analyse de pratique. Cette analyse de pratique est mise en œuvre dans les entreprises ou dans les organismes de formation. D'après Wittorski (2003) cette analyse formalise « les compétences implicites produites dans l'action » et, de ce fait, les transforme en savoir d'action. Il ajoute que *« les compétences sont mises en mots et transformés en savoirs communicables validé par le groupe. »*. Les démarches d'analyse de pratiques sont des moyens de professionnalisation.

2.3 Les postures du formateur dans l'analyse de pratique

La posture du formateur est importante dans l'analyse de pratique. Rivier (2017) met en évidence que la personne, qui joue le rôle de l'animateur, est importante dans l'analyse de pratique. En fonction de « ce qu'il projette sur l'autre, ses motivations à aider l'autre, sa relation au contexte de l'activité professionnelle, son niveau de maitrise dans la compréhension de l'activité ou du sens d'une pratique » (Chocat, 2009, cité par Rivier, 2017, p.79) de ce fait, l'animateur (tuteur ou formateur) doit osciller durant le temps de l'analyse entre quatre postures.

- Il doit être facilitateur, contrôleur

- Soit il est dans l'organisation

- Soit il est dans la clarification

- Soit il est dans la stimulation.

Le formateur peut osciller entre une posture d'évaluateur, qui relève du contrôle, et la posture d'accompagnant, de guidant.

2.4 L'analyse de pratique et le développement des compétences

L'analyse de pratique permet à l'apprenant de clarifier et conscientiser. Cette analyse va lui permettre de réajuster sa posture. Selon Le Boterf (2006) le développement des compétences s'articule autour de trois axes.

- L'axe de l'action contextualisée

- L'axe des ressources soit personnelles soit externes

- L'axe de la prise de recul, concernant la capacité du professionnel « à prendre une distance critique » (Le Boterf,2006, cité par Geffard-aymé,2014) non seulement par rapport à ses pratiques mais aussi par rapport aux différentes ressources à laquelle il a fait appel.

CHAPITRE 6
L'ingénierie de formation
vers une ouverture pragmatique

Voyons à présent l'approche pragmatique de ce travail de recherche.

La rencontre de vingt-six co-chercheurs permet de mettre en évidence l'importance d'accompagner les aides-soignants qui encadrent les élèves en stage. Prenant comme modèle de référence leurs propres formations initiales, allant du certificat d'aptitude au diplôme d'état, il est important au regard de la réingénierie de formation, de donner une base commune aux référents de stage, de formaliser le tutorat afin d'assurer un encadrement de qualité aux élèves.

Avant de définir l'ingénierie de formation, nous nous intéresserons à la formation puis à l'ingénierie. Nous proposons un accompagnement des aides-soignants dans leur fonction de tuteur.

1. L'ingénierie de formation

1.1 La formation

Aujourd'hui le mot formation est employé couramment, cependant, ce n'était pas le cas avant 1950. De 1850 à 1960 le mot formation ne figurait dans aucun dictionnaire ou encyclopédie. Les lois du 16 juillet 1971 ont permis le développement de la formation professionnelle continue. Voyons ce que dit l'article 1 de cette loi. « L'éducation permanente constitue une obligation nationale. Elle a pour objet d'assurer à toutes les époques de sa vie, la formation et le développement de l'homme, de lui permettre d'acquérir les connaissances et l'ensemble des aptitudes intellectuelles ou manuelles qui concourent à son épanouissement comme au progrès culturel, économique et social. » (Ardouin, 2015). Cette loi permet aux individus de favoriser « la promotion sociale », de s'adapter à l'évolution du métier, aux changements, aux conditions de vie. Deux versants sont mis en évidence : la formation initiale et la formation continue.

Quatre aspects fondamentaux sont mis en avant par Honoré (cité par Ardouin 2013) :

- La formation comme droit de l'homme.

- La formation comme condition du développement économique et social.

- La formation comme expérience révélatrice de besoins personnels fondamentaux.

- La formation comme aspect appliqué des sciences humaines.

Ardouin (2015 p.11) nous donne la définition suivante, la formation est « l'action de se doter de moyens pour permettre l'acquisition de savoirs par une personne ou un groupe dans une perspective contractuelle en lien avec un contexte donné en vue d'atteindre un objectif ».

Notre démarche d'ingénierie de formation concerne la formation continue.

Qu'entendons-nous par ingénierie ?

1.2 L'ingénierie

Il existe trois origines pour le mot ingénierie. Tout d'abord l'origine française : le mot génie vient du XIII siècle et prend ses racines dans le domaine militaire. La seconde origine vient du latin ingénierie qui allie et relie connaissance et contexte. Puis vient le mot *« engineering »* utilisé à partir du XVIIIe siècle par les Anglos-saxons, qui correspond à « *la science de l'ingénieur.* ». Même si le terme est ancien, l'utilisation du mot ingénierie date des années 1970.

Pour Beillerot (cité par Ardouin, 2015) le terme ingénierie est utilisé de plus en plus en formation. Le Boterf situe l'ingénierie comme « l'ensemble coordonné des activités permettant de maîtriser et synthétiser les informations nécessaires à la conception et à la réalisation d'un ouvrage ...système de formation... » (Ardouin, 2015 p.15).

Le terme ingénierie existe dans différents champs d'intervention. Nous nous intéresserons à celui de la formation.

1.3 L'ingénierie de formation dans sa mise en œuvre

L'ingénierie de formation est devenue la préoccupation première des entreprises au fil du temps. L'ingénierie de formation consiste à effectuer l'analyse du travail et à monter un projet de formation devant être adapté. Le but étant d'aider l'entreprise à être plus performante.

La finalité d'une démarche d'ingénierie est la « *recherche d'une optimisation de l'investissement* ». Concernant l'ingénierie de formation, elle questionne le « moyen de réaliser cette finalité d'optimisation. » (Ardouin, 2015 p.17)

L'ingénierie de formation est définie comme « *une démarche socioprofessionnelle ou l'ingénieur - formation a, par des méthodologies appropriées, à analyser, concevoir, réaliser, et évaluer des actions, dispositifs et/ou systèmes de formation.* » (Ardouin, 2015 p.17).

Il faut pour cela tenir compte de certains facteurs comme l'environnement mais également les différents acteurs professionnels.

Il existe donc 4 étapes à respecter pour mener à bien une démarche d'ingénierie de formation. Analyser, concevoir, réaliser, évaluer.

- Analyser

L'analyse est primordiale. C'est la condition essentielle à la réussite de la démarche. C'est une compréhension de l'environnement, du contexte dans lequel on se situe. Compréhension fine de l'environnement du cadre dans lequel on se situe. On s'attachera à comprendre l'organisation, le fonctionnement afin de définir les objectifs opératoires attendus.

- Concevoir

Cette étape consiste à imaginer des dispositifs innovants. Il s'agit de proposer des réponses adaptées, de formuler des objectifs, de coordonner, d'accompagner les décisions, de planifier le projet.

- Réaliser

Cette étape s'articule autour de trois activités. Doivent être assurés, l'animation, le pilotage et la communication. L'animation du dispositif comprend : la mise en œuvre du partenariat, le recrutement ou la mobilisation d'une équipe pluridisciplinaire et la coordination du projet. Le pilotage du projet comprend la gestion de la logistique matérielle et humaine, l'optimisation des méthodes de travail, le suivi et l'évaluation pédagogique et organisationnelle mais également financière.

- Evaluer

L'évaluation permet de comparer, de confronter les résultats attendus et ceux atteints. L'analyse des écarts constatés permettra d'apporter les ajustements nécessaires, au cours de la formation, et de l'améliorer à moyen terme. Cette évaluation concerne les personnes et le projet lui-même.

Retenons que la démarche d'ingénierie de formation se décline en quatre étapes : analyser, concevoir, réaliser et évaluer.

Appliquons cette démarche à notre projet qui est l'accompagnement des aides-soignants dans leur fonction de tuteur.

2. Proposition d'action : accompagnement des aides-soignants dans leur fonction de tuteur

Le tutorat est un élément important qui permet l'acquisition de compétences, d'appréhender une posture professionnelle, il est donc essentiel d'avoir un encadrement par des pairs. Le tutorat est un élément du référentiel de formation en soins infirmiers depuis 2009, cependant il n'est pas abordé dans le référentiel aide-soignant (arrêté du 22 octobre 2005 modifié).

Reprenons les quatre étapes.

2.1 L'analyse

La rencontre auprès de vingt-six personnes dont dix-sept aides-soignants a permis, au cours de l'analyse, de mettre en évidence certains points.

- Le programme de formation est peu ou pas connu des aides-soignants qui encadrent les élèves. Rappelons que chaque aide-soignant est issu d'un programme de formation initiale différent.

- Les aides-soignants sont en demande d'une formation tuteur.

- L'acquisition des compétences passent parfois par l'analyse de pratique.

- Les élèves sont encadrés par les infirmières pour la démarche clinique, la pharmacologie.

Cette analyse nous permet de mettre en évidence les objectifs à atteindre au regard de cette formation tutorat.

Objectifs opérationnels :

- Connaître le programme de la formation aide-soignante, les compétences aides-soignantes, le référentiel d'activités.

- Définir ce qui est attendu dans chaque compétence.

- Approfondir le rôle d'encadrement du stagiaire.

- Repérer les connaissances des élèves, arrivant en stage, en fonction du niveau d'acquisition des compétences.

- Adapter l'encadrement du stagiaire au parcours de formation (sous-entendu parcours intégral, parcours partiel).

- Connaître et savoir utiliser les outils d'évaluation, le guide d'auto-évaluation.

- Connaître la méthodologie de l'analyse de pratique.

- Réactualiser les connaissances de la méthodologie de la démarche clinique et la pharmacologie.

2.2 La conception

Au regard des objectifs, mis en évidence par l'analyse et des contenus que nous devons aborder, nous proposons le déroulement de la formation sur quatre jours, sept heures par jour. Ces quatre jours seront répartis en deux fois deux jours. Une distance entre les deux sessions permettra aux aides-soignants de mettre en pratique certaines notions abordées lors de ces deux premiers jours. Cela permettra aux participants de revenir en formation avec des situations que l'on pourra analyser.

Nous aborderons lors de la première journée, le référentiel de formation, ainsi que les différents concepts : la compétence, l'évaluation, l'encadrement, le tutorat.

Lors de la seconde journée : les missions des acteurs de l'encadrement : le maître de stage, le tuteur de stage. L'accueil, l'accompagnement, l'évaluation.

Lors de la troisième journée, l'analyse de pratique dans la formation aide-soignante.

La dernière journée : la méthodologie du raisonnement clinique

Les méthodes et moyens pédagogiques seront des apports théoriques, une démarche réflexive à partir d'études de cas, l'analyse de pratique.

2.3 La réalisation

La formation sera réalisée par deux ou trois formateurs connaissant le référentiel de la formation aide-soignante. Le groupe sera composé de douze personnes permettant un échange et des travaux de groupe.

2.4 L'évaluation

Une évaluation sera faite à la fin de la formation. Une grille d'évaluation sera élaborée permettant un réajustement de la formation. Cette évaluation permettra de connaître le degré de satisfaction des participants. Plusieurs éléments constitueront cette grille d'évaluation :

- La taille du groupe

- Les contenus pédagogiques

- Les méthodes pédagogiques utilisées

- Les échanges avec les formateurs et les participants

- L'organisation de la formation par rapport à la durée de la formation

La mise en place de la formation tutorat va permettre aux tuteurs d'améliorer leurs pratiques pour l'encadrement du stagiaire.

Un besoin de mise à jour de leurs pratiques a été perçu lors des différents entretiens, afin de pouvoir transmettre leurs savoirs de façon cohérente et susciter une réflexion chez les élèves. Il est donc important, au regard de la réingénierie de formation de proposer cette formation dans les différents établissements. Les aides-soignants seront ainsi armés pour la mise en place du nouveau référentiel.

3. 10 juin 2021 : un grand pas vers la professionnalisation !

Le 10 juin 2021 est la date de publication de l'arrêté relatif à la formation conduisant au diplôme d'état d'aide-soignant. Cet arrêté est issu de travaux de réingénierie d'avril 2019 à janvier 2021. Il s'agit de la cinquième révision de la formation aide-soignante. Le référentiel de compétences est structuré de cinq blocs de compétences, subdivisés en onze compétences. C'est un pas vers la professionnalisation. L'aide-soignant exerce toujours dans le cadre du rôle propre de l'infirmier, en collaboration avec lui et dans le cadre d'une responsabilité partagée.

Trois missions sont mises en évidence reflétant la spécificité du métier d'aide-soignant :

1. Accompagner la personne dans les activités de sa vie quotidienne et sociale dans le respect de son projet de vie.

2. Collaborer au projet de soins personnalisé dans son champ de compétences.

3. Contribuer à la prévention des risques et au raisonnement clinique interprofessionnel.

L'évolution du champ de compétences va permettre à l'aide-soignant de réaliser des soins spécifiques comme la réalisation de la glycémie capillaire, l'aspiration endotrachéale sur orifice trachéal cicatrisé et non inflammatoire, l'instillation de collyre. Concernant l'oxygénothérapie, l'aide-soignant peut réaliser le changement de lunette à oxygène courbe avec tubulure sans intervention sur le débitmètre. Il a la capacité de poser et changer le masque pour l'aide à la respiration en situation stable chronique. Ces quelques exemples montrent une évolution de la prise en soins. Il est attendu que l'aide-soignant réalise des actes techniques toujours en collaboration avec l'infirmier.

Les nouveaux actes à réaliser en milieu professionnel doivent être encadrés par un soignant ayant la compétence requise. C'est donc l'infirmière qui devra encadrer pour la réalisation de ces soins mais il est attendu que les aides-soignants soient capables d'effectuer des actes techniques.

Ce nouveau référentiel officialise, pour partie, des activités de soins déjà réalisées de façon officieuse par les aides-soignants. Le raisonnement clinique et l'analyse de pratique ont une place prépondérante dans ce référentiel. Un travail en collaboration entre les instituts de formation et les milieux professionnels est indispensable afin de redonner du sens aux différents soins.

Un document permet le suivi du développement des compétences des apprenants : le portfolio est mis en place. Cet outil appartient à l'apprenant, mobilisable par différents acteurs. Ce livret de suivi des périodes en milieu professionnel permet aux apprenants de tracer les étapes du processus d'acquisition des compétences. Il conduit à la professionnalisation en favorisant l'analyse de pratiques. Cet outil doit permettre le lien entre les enseignements théoriques et cliniques. C'est un outil indispensable au tuteur ainsi qu'au référent pédagogique afin de suivre la progression dans l'acquisition des compétences de l'apprenant. Cet outil permet d'effectuer le bilan de chaque période afin d'identifier les acquis ainsi que les points à améliorer. Selon Lacroix (2017 p.62) « la formalisation d'analyses de pratiques dans le portfolio permettrait d'estimer cette progression ».

Léontine, co-chercheur qui travaillait en médecine, nous donne son ressenti concernant le nouveau référentiel de formation. Léontine donne tout d'abord son point de vue sur les modalités de sélection à l'entrée en formation aide-soignante. Elle trouve « *plus intéressant de faire un dossier composé d'une lettre de motivation et d'un projet professionnel* ». Léontine pense que cela « *laisse plus de chance aux candidats* ». Elle explicite son opinion en ajoutant *« l'écrit laissait peu de chance aux personnes qui avait des difficultés à mettre en avant ses motivations professionnelles de futur soignant* ». Elle pense que l'oral permet « *de voir l'expression, l'attitude, le comportement* ».

Concernant le programme de formation, « *le fait d'avoir élargi les compétences »,* par exemple « *la surveillance du patient sous scope, la prise de la saturation »*, mais encore le droit de réaliser des soins plus techniques comme « *l'aspiration endotrachéale, la glycémie capillaire, l'instillation de collyre »,* de pouvoir changer « un masque à oxygène, est une « grande avancée », *« mais surtout une réussite du programme* ».

Léontine renforce son discours en ajoutant que « *faire les liens entre les pathologies et la mise en œuvre des traitements est indispensable pour comprendre pourquoi on fait cela, à quel moment* ».

Elle termine en disant que la réalisation de certains soins permettrait de « *soulager les infirmières qui passent de plus en plus de temps sur tout ce côté administratif* ». Elle ajoute « *c'est pour ma part le point obscur du métier ».*

Ce témoignage nous montre que la réorganisation des soins permettrait à chacun de trouver sa place dans l'équipe, et être reconnu à sa juste valeur. Revoir l'organisation du travail de l'aide-soignant et de l'infirmière permettrait de redonner du sens à la prise en soins. L'aide-soignant ne réalise pas ou peu les activités de soins techniques apprises en formation. Parfois, en fonction du service, l'aide-soignant ne réalise que les soins d'hygiène et de confort. L'organisation ne lui permet pas de réaliser des soins faisant partie de ses compétences.

Changer la répartition des tâches en respectant le champ de compétences de chacun, permettrait une meilleure collaboration infirmière / aide-soignant, et redonnerait du sens à la prise en soins. Force sera de constater que les compétences de l'aide-soignant seront probablement reconnues.

Conclusion

Un jour un auteur m'a dédicacé son livre en notant « *mes encouragements sincères pour cette belle aventure qui consiste « juste » à raconter une histoire* ». En effet l'histoire a pris forme au fil du temps, avec des moments de doutes. Difficile de synthétiser un travail de recherche de 300 pages, rendre simple ce qui est complexe, mais la persévérance est de mise.

Ainsi s'achève cet ouvrage. Reprenons les différentes étapes.

L'histoire du métier aide-soignant commence en 1956, avec la création du certificat d'aptitude à la fonction aide-soignant (CAFAS). La formation évolue au fil des années. Aujourd'hui il s'agit d'un diplôme d'état. Le programme de formation est réglementé par l'arrêté du 22 octobre 2005, relatif au diplôme d'état aide-soignant. Nous avons mis en évidence, grâce à notre enquête exploratoire, que les aides-soignants travaillent dans l'ombre de l'infirmière, leur rôle est associé aux soins d'hygiène et de confort. Malgré l'évolution du métier et de la formation, l'histoire nous montre les difficultés de professionnalisation pour ces soignants considérés parfois comme un personnel invisible. Nos lectures nous ont permis de mettre en évidence qu'un des piliers de la construction de l'identité professionnelle est la reconnaissance. La professionnalisation doit mobiliser les individus, les organisations, dans le but de développer les compétences pour permettre la reconnaissance de l'aide-soignant et la construction de son identité professionnelle qui évoluera au fil du temps. Un accompagnement de type tutorat dans cette formation en alternance où plusieurs acteurs interviennent, est essentiel dans le processus de professionnalisation. L'étude des concepts de professionnalisation, de compétence, et d'alternance dans un premier temps, puis l'identité professionnelle et la reconnaissance dans un second temps et enfin l'accompagnement et le tutorat nous ont permis de nous poser la question suivante : en quoi le tutorat peut-il favoriser la construction de l'identité professionnelle ?

Notre étude s'est poursuivie par une enquête réalisée dans plusieurs établissements. La méthodologie de recherche choisie était la théorie ancrée. Les personnes rencontrées sont considérées comme les co-chercheurs de ce travail. Nous avons réalisé 26 entretiens, nous permettant de rencontrer des aides-soignants de divers horizons ayant suivi un programme de formation différent. La réalisation d'entretiens non directifs nous a permis d'avoir des récits riches et très intéressants.

La rencontre des 17 aides-soignants et 9 infirmières permet de comprendre comment se passe l'encadrement des élèves. La recherche par théorie ancrée est conçue dans une optique compréhensive.

Une seule question a été posée :

Pourriez-vous me parler du métier de l'aide-soignant, de la formation aide- soignante et de sa fonction dans une équipe de soins ?

Cette méthodologie de recherche nécessite l'utilisation de la méthode qualitative. L'analyse individuelle des 26 entretiens met en évidence des thèmes : la reconnaissance des aides-soignants, les compétences de l'aide-soignant, les représentations du métier aide-soignant, l'alternance, le tutorat comprenant l'accueil du stagiaire, son encadrement et l'analyse de pratique parfois utilisée lors de cet accompagnement.

Selon le lieu d'exercice, la reconnaissance n'est pas la même, l'aide-soignant ne trouve pas forcément sa place, contrairement aux infirmières. L'infirmière participe également à l'encadrement du stagiaire pour la méthodologie de la démarche clinique et la mobilisation des cours de pharmacologie.

La spécificité de certains services, par exemple les soins palliatifs, permet aux aides-soignants une reconnaissance de leur compétence relationnelle auprès de familles et patients en souffrance. Dans les autres services, ce sont les soins d'hygiène qui sont mis en avant et la notion d'aide. Le mot aide-soin apparaît tout au long de nos entretiens. Il est à la fois utilisé par les aides-soignants et les infirmières. L'aide-soignant est-il un simple exécutant des tâches que l'infirmière lui laisse réaliser ? L'aide-soignant est-il considéré comme une aide, et non pas comme une identité à part entière ?

Chaque référent, chaque tuteur se réfère à ses expériences professionnelles et prend comme modèle son propre programme de formation. Le référentiel d'activités et de compétences est peu ou pas connu des aides-soignants et des infirmiers. La réingénierie de formation est engagée depuis mai 2015. Afin de redonner du sens à l'encadrement des élèves en stage, nous proposerons aux aides-soignants une formation sur le tutorat. Celle-ci comprendra une réactualisation des connaissances, la présentation du référentiel de formation et la mise en place de l'analyse de pratique afin de permettre à l'élève de construire, maintenir et développer ses compétences dans différentes situations. Ce référentiel de formation doit également être présenté aux étudiants infirmiers afin de leur permettre d'avoir un regard objectif sur cette profession. Pour avoir une alternance de qualité, les notions d'équipe, de partenariat sont des éléments indispensables.

Des échanges entre les lieux de stage et l'institut de formation seraient à renforcer, cette notion n'étant pas mise en évidence dans notre analyse. L'alternance doit faciliter l'acquisition des compétences.

Une formation sur la réalisation des transmissions ciblées pourrait être également proposée étant donné que, pour des raisons diverses, l'infirmière se substitue souvent à l'aide-soignant au niveau des transmissions écrites.

L'histoire du métier aide-soignant nous montre que les représentations sont encore parfois négatives. Pourtant, il faut souligner le dynamisme de certains aides-soignants qui suivent des formations continues de type universitaire souvent en lien avec la spécificité de leurs services, afin d'acquérir de nouvelles compétences, par exemple le diplôme universitaire en soins palliatifs. Au regard de la réingénierie de formation en cours depuis 2015, il est important de mettre en œuvre des actions permettant de mettre en avant et valoriser les compétences de l'aide- soignant pour une collaboration efficiente avec l'infirmière, au service de la personne soignée.

Au regard de ce travail de recherche montrant que le tutorat favoriserait la reconnaissance des compétences aides-soignantes, nous pouvons nous poser la question suivante : l'analyse réflexive, levier de la professionnalisation des aides-soignants ?

Si l'aide-soignant veut parvenir à faire évoluer les représentations de son métier, il doit peut-être lui-même changer son propre système de représentation des situations professionnelles vécues, le travail réflexif permettant de percevoir les situations de manière plus complètes et plus complexes. Le nouveau référentiel mis en place en juin 2021 permet l'acquisition de onze compétences. Le champ de compétence de l'aide-soignant évolue, et lui permet de réaliser des soins de plus en plus techniques. Avant la diplomation des apprenants issus de ce nouveau référentiel, c'est l'infirmière qui les encadrera pour les nouveaux soins techniques.

La formation continue des aides-soignants ne devrait-elle pas évoluer avant la mise en place des nouveaux référentiels, afin de gommer le décalage systématique entre le tutorat et la formation ?

Bibliographie

Abric, J.-C. (1994). Pratiques sociales et représentation. Paris : Presse Universitaire de France.

Adam,R. et Bayle,I. (2012). Le tutorat infirmier, accompagner l'étudiant en stage. Bruxelles : De Boeck.

Akremi, A. Sassi,N .et Bouzidi, S. (2009). Rôle de la reconnaissance dans la construction de l'identité au travail. Revue Relations industrielles vol 64, 4. p. 662-684.

Albani.Ochin,D. (2009). L'accompagnement, un métier d'art : Question identitaire et processus de professionnalisation. Transformation Recherches en éducation des adultes. 2 avril. p. 149-159.

Arborio, A-M. (1995). Quand le « sale boulot » fait le métier : les aides-soignantes dans le monde professionnalisé de l'hôpital. *Revue Sciences Sociale et Santé, vol.13*, 3, p.94-97.

Arborio, A-M. (1996). Thèse de doctorat en sociologie Les aides-soignants à travers l'hôpital : trajectoires sociales et ajustements institutionnels.

Arborio, A-M. (2012). Un personnel invisible : Les aides-soignants à l'hôpital. Paris : Anthropos.

Arborio, A-M. (2013). Regard sociologique sur les aides-soignants, au cœur des transformations de l'hôpital. Revue soins aides-soignants, vol.10,50. p. 10-11.

Ardouin, T. (2015). Ingénierie de formation. Paris : Dunod.

Barbier, J.M, Bourgeois, E, De Villers, G, et Kaddouri, M. (2006). Constructions identitaires et mobilisation des sujets en formation. Paris : L'Harmattan.

Barbier, J-M, Bourgeois, E, Chapelle, G et Ruano- Borbalan. (2009). Encyclopédie de l'éducation et de la formation. Paris : Presse Universitaire de France. : p.781-793.

Bardin, L. (2003). L'analyse de contenu. Paris : Presse Universitaire de France.

Barnier, G (2001). Le tutorat dans l'enseignement et la formation. Paris : L'Harmattan.

Beauvais, M et Demol, J-N (2009). Accompagnement en éducation et formation regards singuliers et pratiques plurielles. Revue Transformation recherche en éducation des adultes.

Beauvais, M., 2008. « Accompagner c'est juger. ». La question éthique. Revue Education permanente ,175. p.123-135.

Beauvais, M (2004). Des principes éthiques pour une philosophie de l'accompagnement. Revue savoirs, 6. L'Harmattan. p 99-113.

Blanc, B (2003). Développer la fonction tutorale. Lyon : Edition Chronique Sociale.

Bonnet, M. (2006). Le métier de l'aide à domicile : travail invisible et professionnalisation. Nouvelle Revue de psychologie. p. 73-85.

Boula, J. (2010). Comment renforcer le processus de professionnalisation dans la pratique soignante ? Revue savoirs et soins infirmiers.

Bourel, P. (2008). L'alternance dans son exercice professionnel. Soins Cadres n°65, p. 59-60

Brun, J-P. (2008). La reconnaissance au travail. Revue sciences humaines. n°12

Brun, J-P, et Laval, C. (2018). Le pouvoir de la reconnaissance au travail. Paris : Eyrolles. p.48-55.

Buchet - Molfessis (2008). Glissement de tâches de l'infirmière vers l'aide-soignant. Recherche en soins infirmiers, 92. p. 68-77.

Carré, Ph., Caspar, P. (2017). Traité des sciences et des techniques de la formation. Paris : Dunod.

Cateau, C. (2002). « A propos des compétences collectives » Soins Cadres, février n° 41

Champy-Remoussenard, P. (2006). L'écriture sur l'activité professionnelle : conditions de productions et impacts sur la construction des compétences, LISEC, Équipe de recherche sur les acteurs de l'éducation et de la formation. *Questions de communication*, 9 | 2006, mis en ligne le 30 juin 2006

Clénet, J. (1998). Représentation, Formation et Alternance être formé et/ou se former. Paris : L'Harmattan.

Clénet, J. (2009). La qualité de l'alternance et son développement, des sujets et leurs autoréférences en actions. Revue Soins Cadres,70, p. 11-13.

Clenet, J. et Gérard, C. (2010). Partenariat et Alternance en éducation. Paris : L'Harmattan

Clerc-Georgy, A. (2017). Inégalité en formation : développement identitaire et compétences littéracies. Education permanente, 212, p. 48-49.

Cohen-Scali, V. (2000). Alternance et identité professionnel. Education et formation, 30, p. 26-28.

Coudray, M-A ; Gay, C. (2009). Le défi des compétences : Comprendre et mettre en œuvre la réforme des études infirmières. Paris : Masson.

Danvers, F. (2003). 500 mots-clefs pour l'éducation et la formation tout au long de la vie. Paris : Edition Septentrion Presses universitaires.

Dejours, C. et Renault, E. (2007). La reconnaissance. Revue « Martin Média. « Travailler », 18, p. 7-16.

Delesalle, F. et Martin, J-P. (2014). Comprendre la formation des adultes mots clés. Lyon : Edition chronique sociale.

Dortier, J-F. (2015). Rendre le travail visible. Revue Sciences Humaines, 271, p. 55-57.

Dubar, C. (2010). La socialisation. Construction des identités sociales et professionnelles. Paris : Armand Colin.

Dubet, F. (2017). Professionnels de santé et reconnaissance, point de vue sociologique. Soins Cadres,102. p.16-18.

Frétigné, C. (2008). Le travail enseignant autour des mots. Le métier. Un analyseur des transformations des mondes du travail. Revue Recherche et formation, 57, p. 129-139.

Gaigne, I. (2018). La démarche d'ingénierie pour la formation au tutorat aide-soignant. Revue soins aides-soignantes. N°85, 26-27

Gintz, C-A. (2012). Les Concepts en sciences Infirmières sous la direction de Formarier, M et Jovic, L. Lyon : ARSI Mallet Conseil. p.262-264.

Glaser, Barney, Stauss et Anselm. (2017). La découverte de la théorie Ancrée. Mayenne : Armand Colin p.61-66.

Guéguen, H et Malochet, G. (2011). Les théories de la reconnaissance. Paris : édition la découverte.

Guillemette, Ph. (2006). L'approche de la Grounded théory, pour innover ? Recherche Qualitatives. 26, p.32-50.

Hesbeen, W. (2005). *Quel avenir pour la profession ?* Soins.700, p.51

Jodelet, D. (2000). Les représentations sociales. Editions sociologie d'aujourd'hui. Presse Universitaire de France.

Jorro, A et Wittorski, R. (2013). De la professionnalisation à la reconnaissance professionnelle. *Revue Les Sciences De l'Education-Pour l'Ere Nouvelle, vol.46*

Kwocz.F (2017). Entre tuteur et formateur une rencontre dans l'alternance. Vivre et penser l'alternance se professionnaliser en santé. Sous la direction de Demol, J-N et Guillaumin,C. Paris : L'Harmattan.

Le Boterf,G. (1998). De la compétence à la navigation professionnelle. Paris : Edition d'organisation.

Le Boterf. G. (2005). « Gestion des compétences Définition, nécessité, faisabilité... ». Gestion Hospitalière, Décembre 2005.

Le Boterf. G. (2007). *Agir en professionnel compétent et avec éthique*, *Éthique publique*, vol. 19, n° 1

Le Boterf, G. (2011). Construire les compétences individuelles et collectives. Paris : Eyrolles.

Le Bouedec. Hors accompagnateurs ? Non, il n'y a que des.... Paris. Edition presse universitaire de France. P27-49

Lhuiller,D. (2015). Le « sale boulot ». *Revue Travailler, n°14, p. 210.*

Malaquin - Pavan, E. et Labastrou, J. (2015). Relation de soin en situation de communication altérée. Soins aides-soignants, vol 12, n°62, janvier 2015.

Malaquin - Pavan, E. et Labastrou, J. (2015). Administrations médicamenteuses. Soins aides-soignants, n°62.

Maubant, PH et Piot, T. (2011). Etude des processus de professionnalisation dans les métiers adressés à autrui. Revue les sciences de l'éducation. Vol 44. P.7-11.

Méliani,V. (2013). Choisir l'analyse par théorisation ancrée : illustration des apports et des limites de la méthode. Recherches Qualitatives Hors-Série.15, p.435-452.

Menaut,H. (2013). Tutorat et formations paramédicales. Paris : Edition De Boeck.

Mercadier,C. (2007). Aide-soignante : un métier plus éthique que technique. Revue EMPAN, 68. p. 106-108.

Moscovici,S.(2004). La psychanalyse, son image et son public. Paris : Presses Universitaires de France. p. 107-121.

Mucchielli,A. (1986). L'identité professionnelle. Paris : Collection que sais-je.

Neulat, P. (2006). Accompagner le processus de professionnalisation. Revue Objectif, soins janvier 2006, N°142.

Osty, F. (2010). Le désir de métier : engagement, identité et reconnaissance au travail. Rennes : Presses Universitaires de Rennes, p75-91

Oursel, F. (2016). Du monitorat au tutorat. Edition permanente. N°206, p. 11-17.

Paillé, P. et Mucchielli, A. (2016). L'analyse qualitative en sciences humaines et sociales. Domont : Armand Colin, p. 379-410.

Paul, M. (2002). Accompagnement une nébuleuse. Revue éducation permanente N°153. p 43-56

Paul, M. (2004). L'accompagnement comme posture professionnelle spécifique. Paris : Edition L'Harmattan.

Paul, M (2009). Autour du mot accompagnement. Revue Recherche et formation. N°62. p 91.107.

Paul, M. (2012). Accompagnement comme posture professionnelle. Recherche en soins infirmier. N°110, p.13-20.

Perrenoud, P. (2001) *Développer la pratique réflexive dans le métier d'enseignant.* Cahier pédagogique n°390. p. 42-45

Piotet, F. (2002). La révolution des métiers, Paris : Presses Universitaires de France.

Quivy, R. et Van Campenhoudt, L. (1995). Manuel de recherche en sciences sociales. Paris : Dunod,

Rivier, D. (2017). L'analyse de pratiques professionnelles en institut de formation en soins infirmiers. Paris : Edition sociales p.72-83.

Roche, J. (1999). *Que faut-il entendre par professionnalisation ?* Education Permanente, 140, p. 35-49

Roekens, N. (2009). Accompagnement et individualisation des parcours de formation professionnelle : pour en finir avec les idées reçues. Transformation Recherches en éducation des adultes. N°2 Avril 2009.

Schön, D.A. (1994). *Le praticien réflexif, à la recherche du savoir caché dans l'agir professionnel.* Paris : Les éditions LOGIQUES.

Suné, P. (2016). Tuteurs professionnels et formateurs, travail en clair-obscur en soins infirmiers. Paris : L'Harmattan.

Tourner, C. (2007). Activité, tâche, poste, métier, profession : quelques pistes de clarification et de réflexion. Revue. Santé. Publique. Vol 19, p.15-20.

Wittorski, R. (1998). De la fabrication des compétences, la compétence au travail. Education permanente N°135, p. 57-70.

Wittorski, R. (2003). Analyse de pratiques et professionnalisation. Paris : Edition L'Harmattan, p. 69-89.

Wittorski, R. (2004). Formation, travail et professionnalisation. Action et savoir rencontres. Paris : Edition L'Harmattan, p27-28.

Wittorski, R. (2007). Professionnalisation et développement professionnel. Paris : Edition L'Harmattan.

Wittorski, R. (2009). Accompagnement et professionnalisation. Revue Esquisse 52/53, p. 5-21.

Wittorski, R. (2008). La professionnalisation, *Revue Savoir, n°17*, p.3-9.

DICTIONNAIRES

Dictionnaire de la langue française Le Robert. Paris

Danvers, F, (2009) « S'orienter dans la vie : une valeur suprême. Dictionnaire des sciences humaines », Métiers et pratiques de formation. Paris : Septentrion.
Jorro, A, Houot,I. (2013). Dictionnaire des concepts de la professionnalisation. Paris : édition de Boeck.

TEXTES OFFICIELS

Arrêté du 25 mai 1971, relatif au certificat d'aptitude aux fonctions d'aide-soignant

Arrêté du 1 février 1982, relatif au certificat d'aptitude aux fonctions d'aide-soignant

Arrêté du 22 juillet 1994 relatif à la formation aide-soignant et des auxiliaires de puériculture

Arrêté du 22 octobre 2005 modifié relatif à la formation conduisant au diplôme d'Etat d'aide-soignant

Arrêté du 10 juin 2021 modifié par l'arrêté du 28 décembre 2023 relatif à la formation conduisant au diplôme d'Etat d'aide-soignant et portant diverses dispositions relatives aux modalités de fonctionnement des instituts de formation paramédicaux.

Table des matières

Structures éditoriales du groupe L'Harmattan

L'Harmattan Italie
Via degli Artisti, 15
10124 Torino
harmattan.italia@gmail.com

L'Harmattan Hongrie
Kossuth l. u. 14-16.
1053 Budapest
harmattan@harmattan.hu

L'Harmattan Sénégal
10 VDN SICAP AMITIE 3
BP 45034 Dakar-Fann
direction@senharmattan.com

L'Harmattan Cameroun
Tsinga/Derrière polyclinique FECAFOOT
BP 11486 Yaoundé
Jacques.koukam@harmattan.fr

L'Harmattan Burkina Faso
Villa 281, secteur 23 623, rue 14.32
Ouagadougou
zagbie@outlook.fr

L'Harmattan Guinée
Almamya, rue KA 028 OKB Agency
BP 3470 Conakry
harmattanguinee@yahoo.fr

L'Harmattan RDC
185, avenue Nyangwe
Commune de Lingwala - Kinshasa
matangilamusadila@yahoo.fr

L'Harmattan Congo
219, avenue Nelson Mandela
BP 2874 Brazzaville
deunovmikhael@gmail.com

L'Harmattan Mali
Immeuble Mgr Jean Marie Cissé
Aci Hamadallaye
BP 145 Bamako
syllaka@yahoo.fr

L'Harmattan Togo
Djidjole - Maison Amela
face EPP BATOME
02 BP 20680 Lomé
didieramela11@gmail.com

L'Harmattan Côte d'Ivoire
Résidence Karl - Cité des Arts
Abidjan-Cocody
03 BP 1588 Abidjan
harmattan.ivoire@gmail.com

L'Harmattan Bénin
Rue 604, (Immeuble à l'entrée
de la rue UCAO- Cite de Saint-Jean)
Cotonou
stepcorpus@gmail.com

Nos librairies en France

Librairie internationale
16, rue des Écoles
75005 Paris
librairie.internationale@harmattan.fr
01 40 46 79 11
www.librairieharmattan.com

Librairie des savoirs
21, rue des Écoles
75005 Paris
librairie.sh@harmattan.fr
01 46 34 13 71
www.librairieharmattansh.com

www.ingramcontent.com/pod-product-compliance
Lightning Source LLC
LaVergne TN
LVHW010021081026
849535LV00016B/2319